HEALTHY

(mais pas trop !)

Photographies de couverture et pp. 10, 108, 110, 116, 120, 148, 150, 156, 161 et 196 :
© Manuel Braun
Photographies pp. 140 et 170 : © Adobe Stock
Illustrations et photographies non mentionnées ci-dessus : © vivre_healthy
Maquette : Laurie Baum

TALENT ÉDITIONS
115 rue de l'Abbé Groult, 75015 Paris

ISBN : 978-2-37815-074-7

PAULINE

HEALTHY

(mais pas trop !)

Talent Éditions

Sommaire

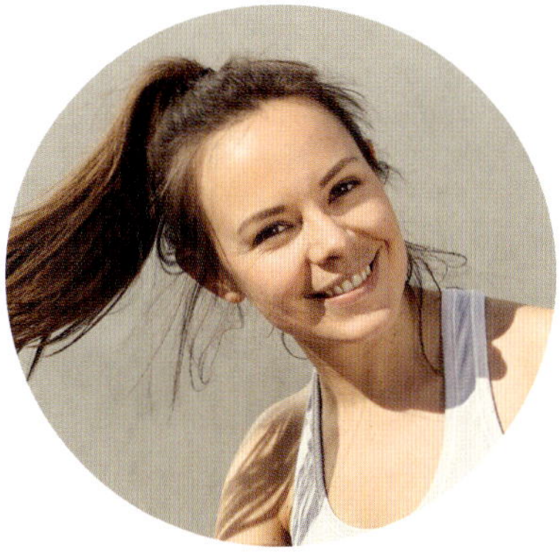

À propos

Bienvenue dans les pages de *Healthy mais pas trop !*

Je m'appelle Pauline, j'ai 31 ans et je suis blogueuse sur vivrehealthy.com. Depuis 5 ans, j'y partage ma passion pour la course à pied, mes astuces pour faire du sport un plaisir, mes conseils bien-être et mes recettes gourmandes et équilibrées.

Les restrictions imposées par la police des régimes fleurissent comme les tulipes en mai. Il y en a chaque jour de nouvelles ! J'ai tenté toutes les méthodes possibles pour perdre du poids avant de m'égarer dans les limbes du « healthy lifestyle ». La volonté obsessionnelle de manger des aliments sains et de faire du sport à outrance fait malheureusement naître des restrictions mentales néfastes. J'ai fini par trouver mon équilibre en étant healthy, mais pas trop. J'ai éprouvé l'envie d'écrire ce livre pour vous aider à trouver ce qui est bon pour vous.

Le premier chapitre de cet ouvrage est dédié à l'alimentation intuitive. Vous allez faire la paix avec les aliments et trouver l'équilibre alimentaire qui vous fait du bien. Je vous propose également une vingtaine de recettes (avec des ingrédients qui vont hérisser le poil des régimeuses. À nous chocolat et fromage !)

Dans le second chapitre, je partage avec vous mes astuces pour faire du sport un plaisir ancré dans votre quotidien. Vous y trouverez également mes séances de sport préférées : HIIT et étirements.

Enfin, le dernier chapitre est consacré au développement personnel. La notion de bien-être et de mode de vie « healthy » est malheureusement souvent réduite au sport et à l'alimentation. Pourtant, les brocolis et le yoga n'ont jamais apporté abondance et succès. Pour trouver un équilibre sain et durable, il faut travailler chaque jour à nous aimer et à nous développer.

Cet ouvrage est un outil vous permettant d'apprendre à mieux vous connaître, à améliorer votre qualité de vie et à mener des actions concrètes pour atteindre vos objectifs de bien-être !

Pour profiter au mieux de ce livre, il vous faudra un esprit ouvert, un crayon à papier et un cahier (oui, vous pouvez le piquer sur le bureau de Jacqueline, à côté. Je ne dirai rien.)

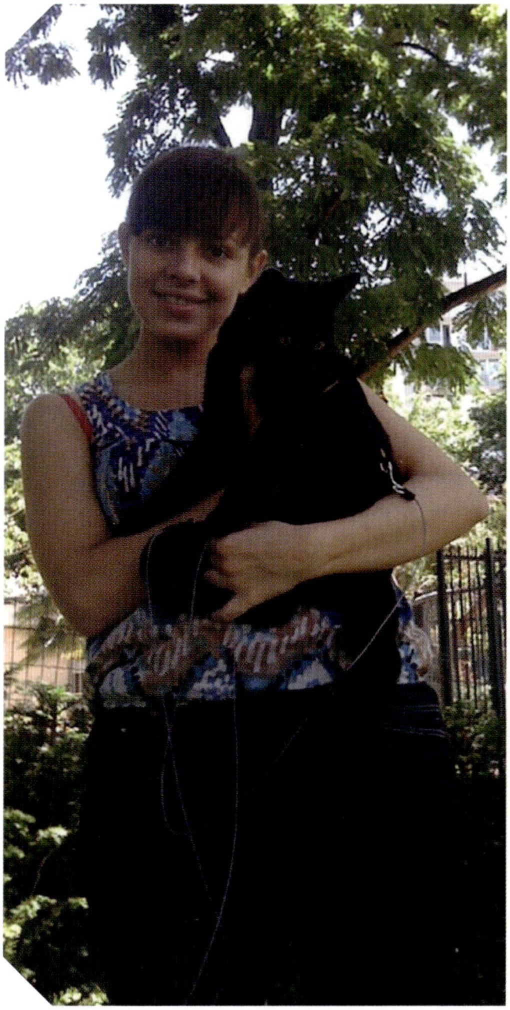

2012

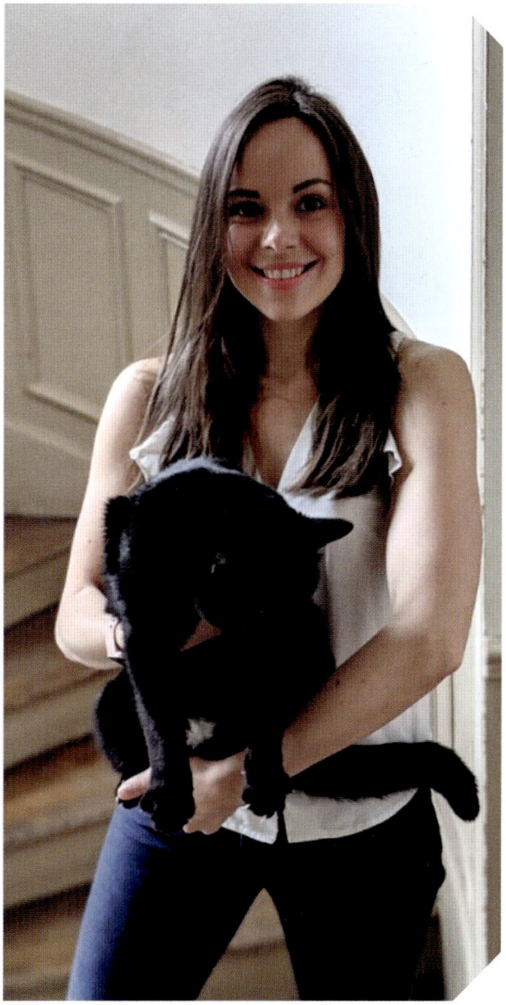

2019

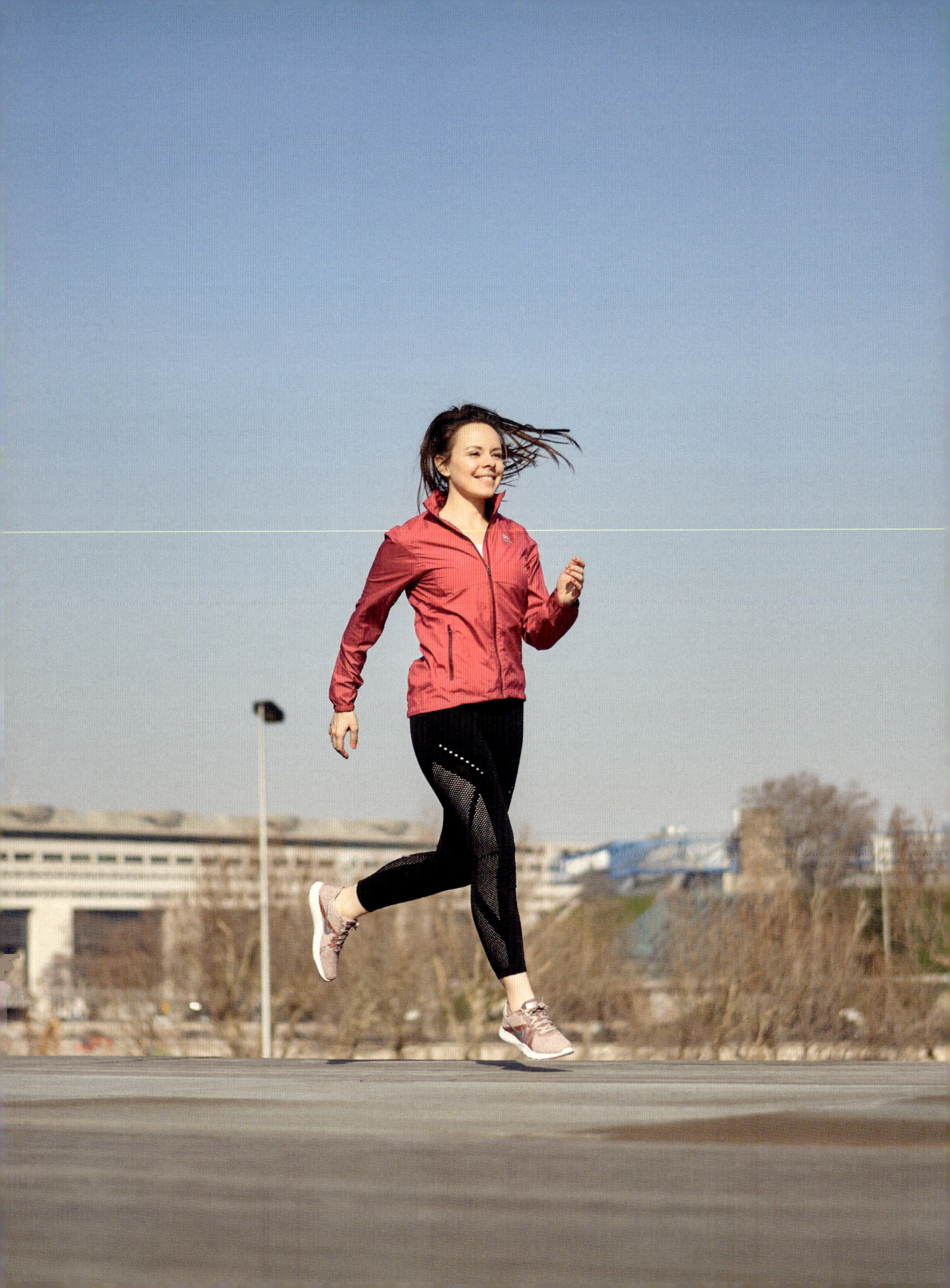

Mon parcours

Je n'ai pas toujours été sportive et adepte du combo « tofu - brocolis », loin de là. Il y a quelques années, je regardais avec curiosité les coureurs des Buttes-Chaumont, crachant leurs poumons dans les côtes. Pourquoi ces gens s'infligeaient-ils de pareilles tortures ? Je les observais, rougeots et suants, faire des tours du lac. Quelle drôle d'idée.

De temps à autre, j'accompagnais une amie à un cours de fitness en musique. Les participantes connaissaient les chorégraphies par cœur. J'étais aussi impressionnée que mal à l'aise. Je cachais ma gêne derrière de nombreux fous rires. Je scrutais les sportives du cours, admirant leur corps *fit* et toniques. *« Doux Jésus, pourquoi fait-elle du sport, celle-ci, alors que son corps est parfait ? »*

Je ne comprenais pas pourquoi autant de gens s'adonnaient régulièrement à la pratique d'une activité physique. Mon sport à moi, c'était de porter des encas à grignoter de la cuisine au canapé, une cigarette à la main.

Mon équilibre alimentaire était plus que douteux. J'habitais juste en face d'une célèbre enseigne de *fast-food*. Je consommais des menus burgers frites plusieurs fois par semaine. *« Et vous me rajouterez une glace vanille caramel avec supplément cacahuète, s'il vous plaît. Merci. »* Je commandais très souvent : des assiettes de spécialités libanaises, des sushis japonais ou des pizzas italiennes. Je faisais le tour du monde de la gastronomie en livraison. Le reste du temps, je me contentais de décongeler des plats industriels prêts à être consommés. Je ne mangeais que très peu de légumes. J'accompagnais tous mes dîners d'un petit verre de rouge et d'un morceau de fromage (l'un ne va pas sans l'autre, voyez-vous). Ma silhouette était le reflet de ce mode de vie déséquilibré : j'avais la tonicité d'un flan au caramel.

Tous les ans, après les fêtes de fin d'année et avant les vacances d'été, j'avais une sorte de prise de conscience. Mon cuissot mou et mon fessier peu rebondi me donnaient des complexes. Je me sentais épuisée par ma mauvaise hygiène de vie. J'avais la sensation d'être tout le temps à bout de force.

Je me lançais alors dans une guerre perdue d'avance : la chasse aux kilos. Je crois bien que j'ai testé tous les régimes du monde. Dukan m'a fait perdre ma joie de vivre et m'a temporairement dégoûtée de toute forme de protéines. (La viande des grisons trempée dans le café, ce n'est pas phénoménal). La chrononutrition m'a mis dans le crâne qu'il ne fallait surtout pas manger de féculents le soir. Les substituts de repas et la soupe au chou m'ont donné l'envie irrésistible de me jeter d'un pont. La monodiète de pommes (de banane et de riz aussi) m'a permis de perdre 3 kilos en deux jours et de les reprendre aussi vite… Ces régimes me faisaient perdre du poids et en reprendre le double dans la foulée. Je gagnais en frustration et en baisse d'estime de moi-même. J'échouais systématiquement. Trop de frustrations, trop d'interdits, pas assez de plaisir. Je me sentais incapable d'atteindre mes objectifs. Peu importe, je recommençais, pleine d'entrain, tous les six mois ! Cette petite ritournelle a duré quelques années avant que je n'aie le déclic qui m'a amenée à m'intéresser au sport et l'alimentation saine.

En 2012, je perds mon père d'un cancer. Son départ a provoqué un douloureux travail intérieur et la prise de conscience que la vie ne tient qu'à un fil. Je ressens à ce moment-là le besoin de vivre pleinement, à 100 %. Un an plus tard, la société dans laquelle je travaille comme assistante me propose de courir La Parisienne, compétition en faveur de la lutte contre le cancer du sein. Cette course rassemble chaque année plus de 40 000 femmes qui foulent le bitume parisien sur 7 kilomètres et des brouettes. Quand j'entends le mot « cancer », je me sens investie d'une mission. Je DOIS m'inscrire et faire cette course. Nous sommes en avril 2013, j'ai moins de 6 mois pour devenir sportive.

La première fois que je pars courir, j'enfile un jogging, un grand t-shirt et je noue un sweat-shirt sur ma taille pour cacher mes hanches. Faudrait voir à ce que les passants n'aient pas pignon sur gras tout de même. Je commence à trottiner. À peine deux minutes s'écoulent avant que je ne sois rouge et asphyxiée. Je réitère l'opération deux ou trois fois avant de rentrer chez moi, dépitée. Quelle idée j'ai eu de m'inscrire à cette course débile… Malgré tout, je persévère. Ma fierté est engagée. Toutes les semaines, je vais courir le long de la coulée verte. Je me fixe des challenges à la hauteur de mes capacités du moment : courir 10 minutes sans m'arrêter, puis 12, puis 15… Les mois passent et je ne prends toujours aucun plaisir à courir. Je suis tout de même capable de faire 5 kilomètres sans m'arrêter.

Le jour de la course arrive. Je parcours les 7 kilomètres qui me séparent de la ligne d'arrivée en plus de 50 minutes et en alternant petites foulées et marche. Dans mes souvenirs, cette course est un mélange de souffrance et de joie. Je suis portée par l'émotion d'entendre les supporters encourager les participants depuis le bord de la route. Lorsque je franchis la ligne d'arrivée, je suis envahie par une fierté et une joie incroyables. Je l'ai fait. Moi, la fumeuse non sportive, j'ai couru La Parisienne et j'ai récupéré la médaille. Ce jour-là, une personne me remet un prospectus pour une course de 10 kilomètres, Odysséa, ayant lieu un mois plus tard. Je me dis que je peux le faire. C'est le début de ma grande histoire d'amour avec la course à pied.

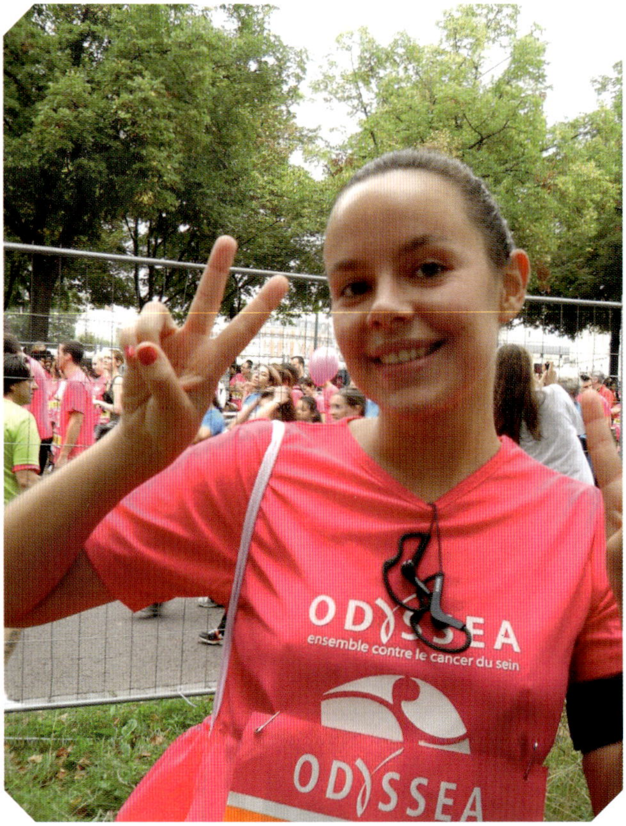

Les semaines qui suivent sont ponctuées par des entraînements de running. À ce moment-là, pour moi, 10 kilomètres c'est l'Everest. Je cours régulièrement pour me donner une chance d'atteindre mon objectif. Je me souviens de la première fois où j'ai couru une heure sans m'arrêter. J'avais la sensation d'avoir bouclé un IronMan (même si je n'avais pas la moindre connaissance sur ce concept à l'époque). Lorsque je suis rentrée chez moi, j'ai pleuré (de joie !). Et sans surprise, un mois plus tard, je franchis la ligne d'arrivée de la course Odysséa. Je me souviens encore la fierté immense que j'ai ressentie en bouclant ce premier « 10 km ». J'étais tellement heureuse !

Nous sommes fin 2013. J'ai enclenché le mode « nouvelle vie ». Cette année m'a fait perdre quelques kilos. En me mettant au sport, j'en suis venue à rechercher une alimentation plus saine et favorable à ma santé et à mon dynamisme. Je mange toujours des *fast-food*, mais j'apprends à cuisiner les légumes et les légumineuses. J'intègre des fruits dans mon équilibre alimentaire. Je passe énormément de temps en cuisine, à préparer des gâteaux sans sucre et sans matière grasse. Je prends de plus en plus plaisir à cuisiner. Petit à petit, les kilos s'envolent doucement. Je passe de 66 à 60 kilos en quelques mois.

Début 2014 marque un nouveau tournant : je découvre le réseau social Instagram ! Je m'inscris un peu par curiosité à ce moment-là. Je suis amusée de voir tous ces gens partager des photos, des petits moments de leur vie. Mes amis ne sont pas sur ce réseau, je publie donc quelques photos « comme ça, juste pour voir » ! Des assiettes de fruits, des gâteaux allégés, des sorties en course à pied, je partage spontanément mon nouveau quotidien. Petit à petit, des gens s'abonnent à mon compte. Je ne connais pas ces personnes, mais je trouve ça motivant de partager avec eux mon évolution. Ces gens ont les mêmes centres d'intérêt que moi. On se soutient dans cette démarche pour accéder à un mode de vie plus sain. Je trouve cela terriblement motivant d'avoir chaque jour des petits échanges avec ces internautes nouvellement passionnés, comme moi, par l'alimentation saine et le sport.

En running, j'allonge les sorties. Et je me lance le défi incroyable de courir le Semi-Marathon de Paris. Mes proches n'y croient pas trop. Je suis boostée par leur manque de confiance en mes capacités. Je veux leur prouver que je peux le faire. Pendant 12 semaines, je suis un planning d'entraînement pour préparer cette épreuve. Mon hygiène alimentaire est parfaite. Je cours au moins trois fois par semaine. J'alterne les runs pour le plaisir, les sorties longues le week-end et je découvre le fractionné. Mon corps lui ne comprend pas très bien pourquoi j'accumule autant de kilomètres d'un coup. Je souffre des genoux et des moyens fessiers mais je continue de courir. Je veux absolument atteindre mon objectif.

Le 2 mars 2014, je suis *finisher* du Semi-Marathon de Paris. Heureuse et fière, je partage cela avec les 50 personnes qui me suivent sur Instagram ! Avoir bouclé cette course me donne une confiance en moi incroyable. J'ai l'impression d'être capable de tout, de ne plus avoir de limite. Je décide de m'affiner et de me muscler. C'est mon nouvel objectif. Je commence à faire du renforcement musculaire à la maison, en plus de la course à pied. J'équilibre mes repas comme « ils » disent de le faire sur Instagram : beaucoup de légumes et de protéines maigres, un peu de féculents. Ma silhouette s'affine, je fais maintenant 56 kilos et je suis tellement fière de moi ! J'ai perdu 10 kilos cette année-là et gagné énormément en confiance en moi.

Sur Instagram, je commence à partager des photos avant/après. Elles ont beaucoup de succès. Ces photos motivent les filles qui me suivent et m'apportent par la même occasion un accroissement de ma communauté. Je partage mes astuces pour manger sain, mes recettes de cuisine, mes entraînements sportifs. En août 2014, 10 000 personnes

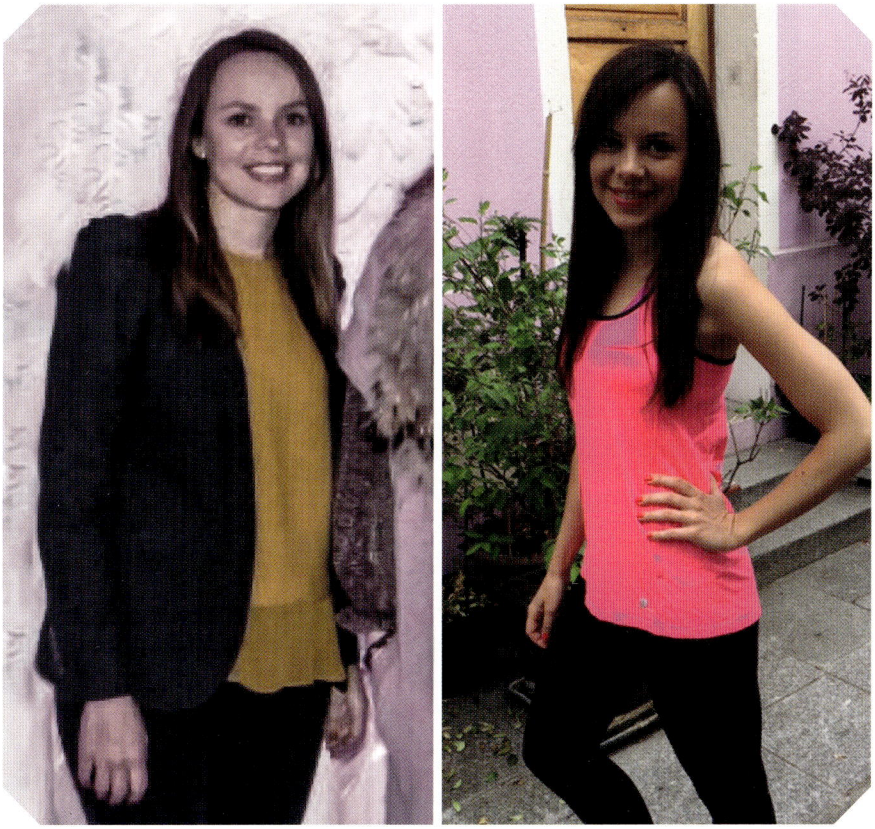

2012 2014

me suivent. Ma communauté se développe de manière exponentielle. En septembre, pour répondre à la demande de mes abonnés, je lance le blog vivrehealthy.com Cette idée me trottait dans la tête depuis un petit moment. Je publiais énormément de recettes et de conseils directement sur Instagram et mes abonnés se plaignaient d'avoir du mal à les retrouver. Rapidement, le blog devient mon nouveau « chez moi ». J'y partage des recettes, mes conseils pour être « healthy », mes petites trouvailles, mes bonnes adresses et mes objectifs sportifs à venir. Une jolie communauté de lecteurs et lectrices se crée sur le blog. Je prends beaucoup de plaisir à écrire, à faire des photos, à partager des conseils avec mes lectrices. Je travaille sur le blog le soir en rentrant du bureau et le week-end. Je ne m'épanouis pas du tout dans mon job d'assistante. Le blog est une bulle d'air, mon petit monde à moi, dans lequel je me sens bien. Mes lecteurs le ressentent et sont de plus en plus nombreux à suivre mes aventures !

En janvier 2015, je me lance le défi fou (et légèrement inconscient) de courir le Marathon de Paris en avril. Je souffre du genou mais je fais comme si de rien n'était. Je suis une préparation spécifique pendant douze semaines. J'accumule les kilomètres. En moyenne, j'en cours à peu près 200 par mois… J'épuise mes articulations mais je ne m'en rends pas compte. Tout du moins, je préfère ne pas le voir. Parallèlement, mon hygiène alimentaire est sous contrôle. Je perds encore quelques kilos. Quand je vois le chiffre « 52 » sur la balance, je suis ravie. Je me sens bien dans mes vêtements, je prends plaisir à m'habiller. J'ai la sensation d'avoir une énergie incroyable.

Le 8 mars, je cours le Semi-Marathon de Paris. Je me souviens d'une longue agonie de plus de deux heures. J'ai mal à la hanche et je souffre des genoux. Mais je termine la course en envisageant tout de même de prendre le départ du Marathon de Paris, cinq semaines plus tard. La bonne blague ! Je vous le donne en mille : je n'ai pas couru le Marathon de Paris cette année-là ! Les douleurs ont eu raison de ma motivation.

Je poursuis mon petit bonhomme de chemin sur la route du « healthy ». Je pense que mon énergie est contagieuse. Ma communauté se développe, les marques commencent à me contacter, même mes proches se mettent à courir ! Ma meilleure amie et son mari débutent en course à pied. Je fais plusieurs courses en compétition avec des amis. Ma mère équilibre ses assiettes et me demande si elles sont « healthy ». Une fois par semaine, je retrouve une collègue de travail qui se met à la course également. Nous allons courir sur les quais. Un jour, je suis dans le métro avec des amis et une jeune fille vient me voir pour dire qu'elle suit mon blog. Grâce à mes conseils, elle a perdu 8 kilos et s'est mise au sport. Ce témoignage me touche énormément et me motive à partager encore plus ! J'aime transmettre cette dynamique positive autour de moi et partager un maximum d'informations sur ma nouvelle vie healthy.

Le grain de sable dans l'engrenage

En novembre 2015, je fais un shooting pour une grande marque de sport. Je suis en legging et brassière. Le photographe m'interpelle devant tout le monde : *« Tu peux rentrer le ventre ? Tu as trop de bourrelets là, je ne peux pas prendre ça en photo »*. À ce moment-là, ce n'est pas lui que je remets en question, c'est moi. Après cette séance photo, je suis complètement perdue. Je me pose énormément de questions et je perds confiance en moi. Je me dis qu'il faut que je sèche, que je suis encore trop grasse. Je me mets à compter les calories, je me pèse tous les jours.

Mon « healthy lifestyle » se transforme petit à petit en jolie prison. Je me sens surveillée. J'ai l'impression d'avoir une étiquette « quinoa-burpees » sur le front. Quand je mange avec des gens, j'ai la sensation qu'ils scrutent mon assiette. Quand je prends un kilo, on me le fait remarquer.

Je me souviens de cette soirée, début 2016. J'avais un verre de bière à la main et un type des plus intelligents vient me voir pour me dire : *« C'est healthy ça ?! T'es pas vraiment healthy toi ! »* Sur le coup, j'ai eu l'impression d'être une arnaque. J'en ai même fait un article sur le blog.

Je me sentais obligée de me justifier. C'est quoi vivre healthy ? Que signifie HEALTHY ? Peut-être que ce type avait en tête l'image d'une fille en legging rose fluo, un brocoli à la main. Il faisait fausse route.

Vivre Healthy, c'est faire des choix sains pour être bien dans ses baskets et dans sa tête ! Mais la petite phrase du photographe me reste dans la tête pendant longtemps…

En 2016, je passe un énorme cap. On me propose de courir le Marathon de Paris en étant encadrée par un coach pendant toute la préparation. J'accepte. Je sais que cette fois, c'est la bonne ! Mon planning d'entraînement est fait sur mesure : trois séances de course à pied et une à deux séances de renforcement musculaire chaque semaine, pendant trois mois. Ma vie personnelle est un désastre à ce moment-là. Je vis un deuil, une rupture et un burn-out professionnel. Je me lance corps et âme dans cette préparation pour sortir la tête de l'eau. Je cours, je mange, je dors, je parle et je vis marathon. C'est obsessionnel, pendant trois mois, je ne pense plus qu'à ça. J'enquille les kilomètres, 40 en moyenne chaque semaine. À cette époque, je travaille en entreprise. Je fais mes entraînements tôt le matin ou tard le soir. Je mets le réveil à 5 h 45, ça pique, mais je suis déterminée à atteindre mon objectif. Ce que je préfère, c'est courir sur les quais de Seine de nuit. J'enchaîne les kilomètres, les monuments parisiens pour compagnons de route. Mon genou me fait énormément souffrir mais je décide de ne pas y penser. Courir, quoi qu'il arrive. Trois jours avant le marathon, je me fais renverser par un vélo pendant ma dernière sortie en course à pied. Le verdict tombe : entorse à la cheville. Mon coach est catégorique : je ne pourrai pas prendre le départ de cette course.

Je suis révoltée. C'est hors de question. Ma vie tourne autour de cette épreuve depuis trois mois. Même en rampant, je finirai cette course.

Le 3 avril 2016, je prends le départ du Marathon de Paris, blessée mais tellement déterminée à rallier la ligne d'arrivée.

Si je devais résumer cette course je dirais : douleurs à la cheville, crise d'asthme et insolation. Je ne sais pas comment j'ai réussi à la terminer. Ces 42 kilomètres sont épiques, très durs psychologiquement et physiquement. Mais je veux terminer la course, atteindre mon objectif. Même dans la douleur, je continue de mettre un pied devant l'autre. Après plus de 5 heures, je franchis la ligne d'arrivée.

Il y a quelques années, je courais tout juste 30 secondes, pour attraper le bus. Aujourd'hui, je suis marathonienne.

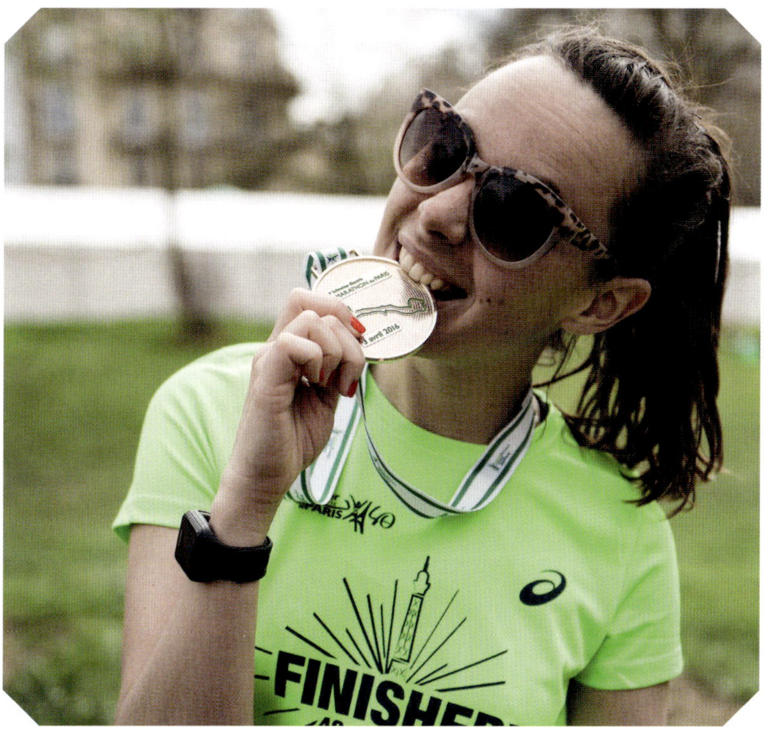

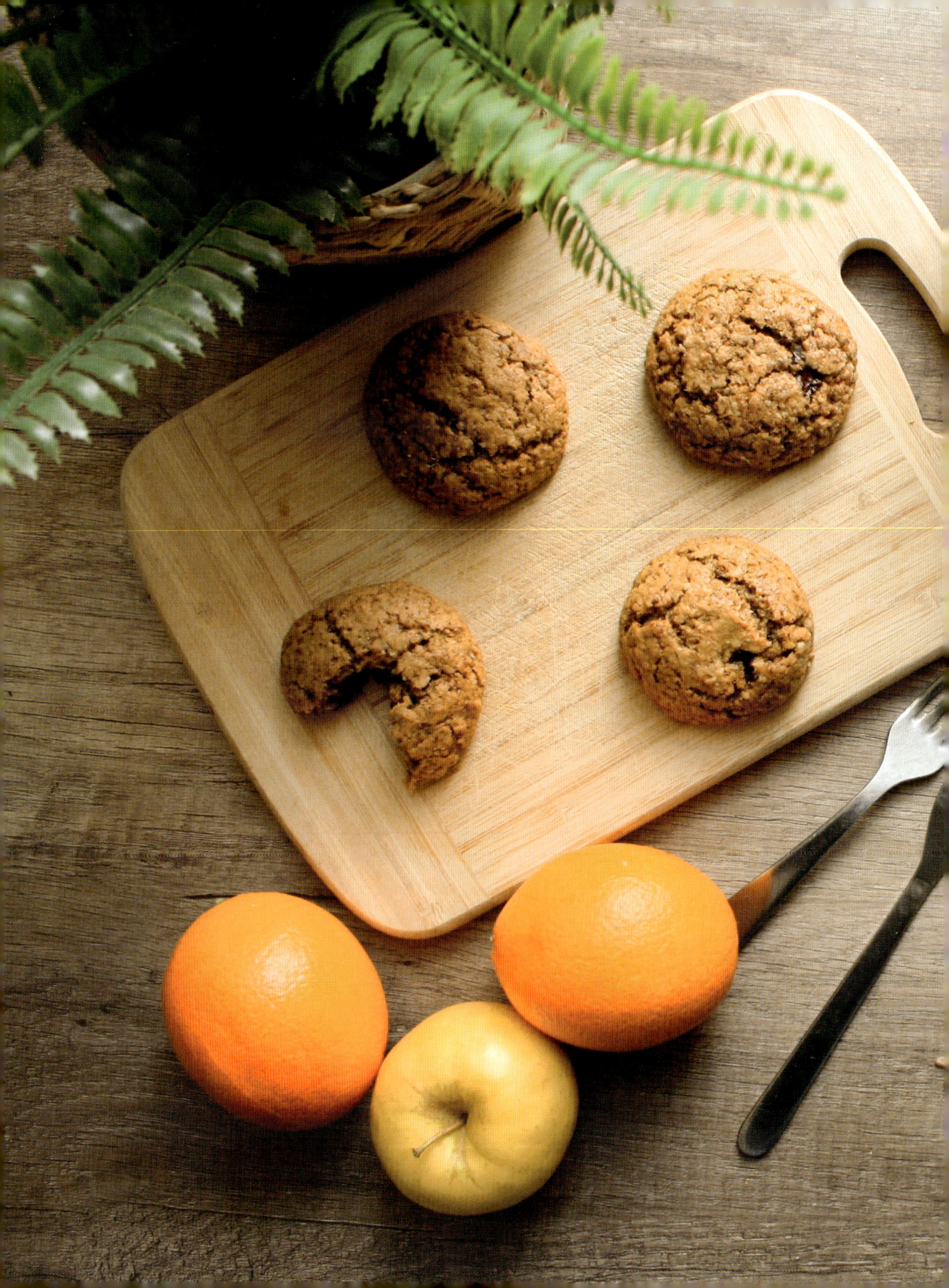

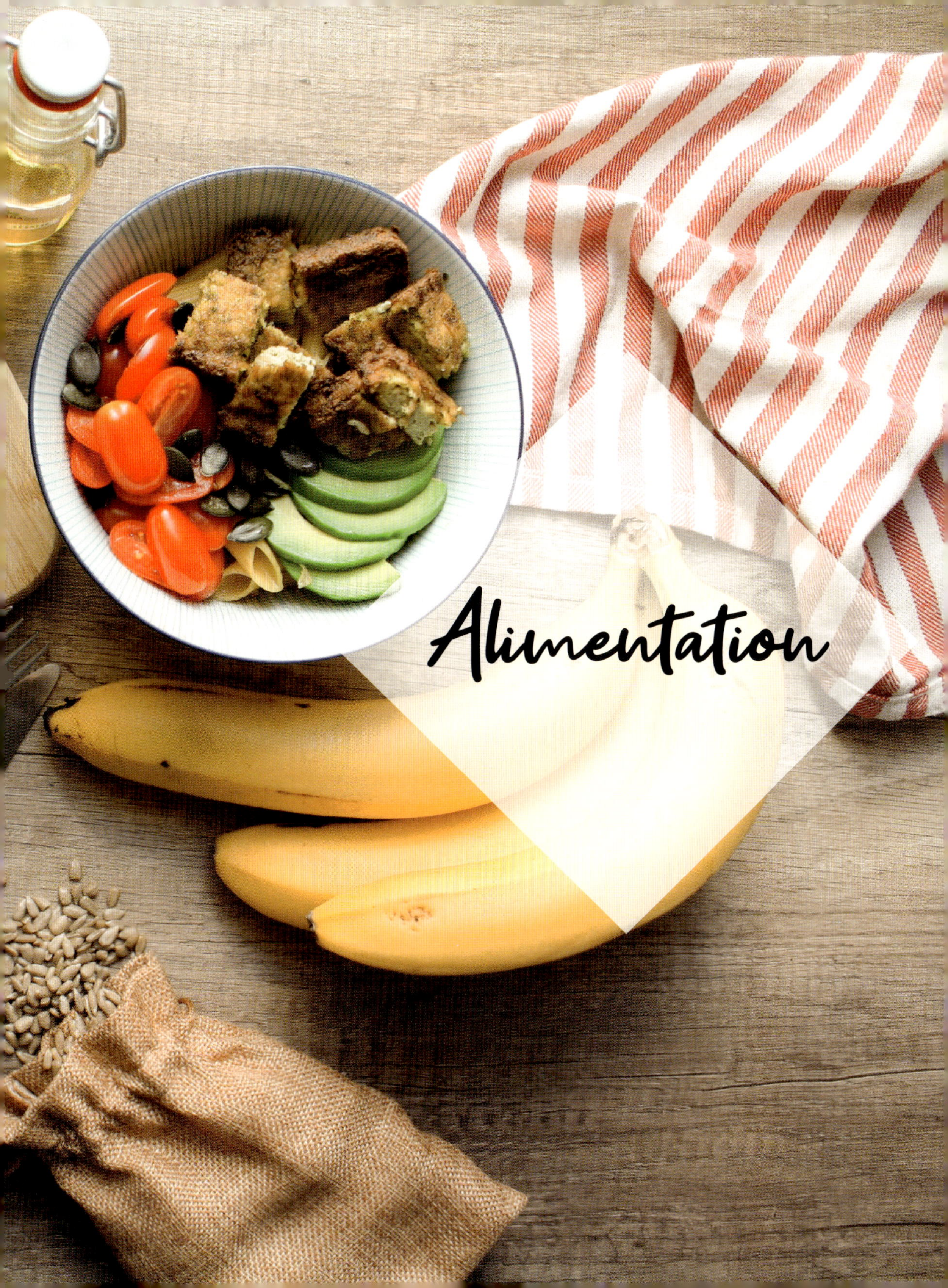

Alimentation

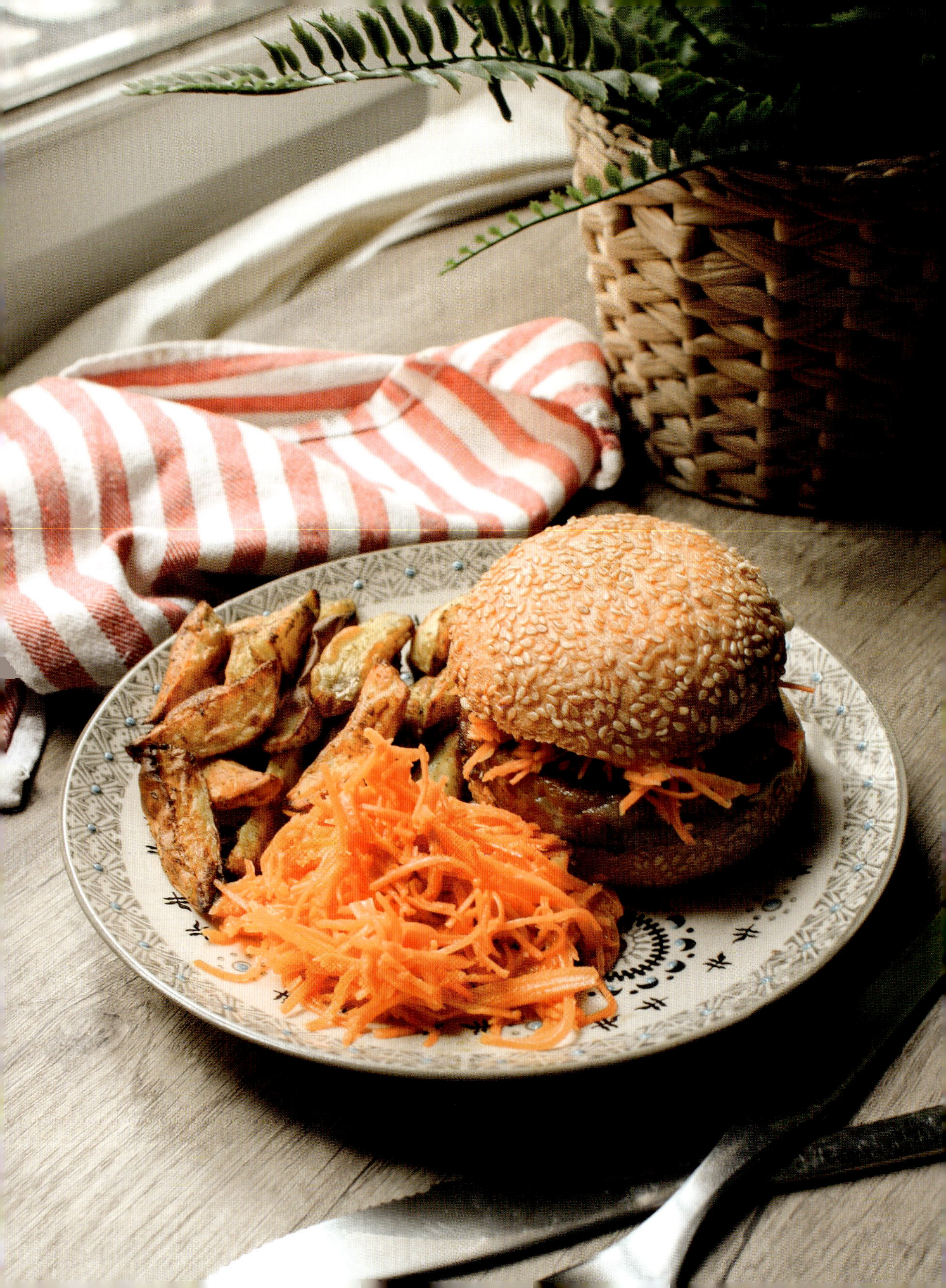

Comme nous l'avons vu, j'ai suivi tous les régimes possibles et imaginables avant d'apprendre à manger équilibré. Pourtant, après quelques mois de « healthy lifestyle » je suis vite retombée dans un contrôle total de mon alimentation. Je pesais mes aliments, je les consignais dans un petit journal numérique, je comptais les calories. Finalement, j'étais retombée malgré moi dans une forme de régime. Certes, ces choix étaient en faveur de ma santé physique mais certainement pas en faveur de mon épanouissement moral !

Fin 2017, je lis un article qui me passionne, sur le blog d'une Américaine que je suis depuis des années. Elle explique comment elle a perdu du poids et surtout comment elle a retrouvé un équilibre naturel en pratiquant l'alimentation intuitive. Je suis fascinée par ce concept. Je me mets à chercher des informations là-dessus et je m'aperçois qu'on en parle assez peu en France.

Le concept est créé par deux diététiciennes américaines nommées Evelyn Tribole et Elyse Resch. Elles constatent que leurs patients reviennent régulièrement les voir pour perdre quelques kilos, malgré des plans alimentaires adaptés à leur mode de vie et à leurs goûts. Elles développent alors l'alimentation intuitive qui rejette la mentalité des régimes et prône l'écoute de soi, pour permettre à leurs clients de retrouver la ligne. Cette façon de voir les choses m'a paru tellement saine et bienveillante qu'elle m'a tout de suite attirée ! Je me suis mise en recherche de livres sur le sujet et j'ai découvert l'ouvrage *Mangez en paix !* de Gérard Apfeldorfer, psychiatre spécialisé dans les troubles du comportement alimentaire et les problèmes pondéraux. Ce livre nous apprend à être à l'écoute de notre corps, de nos sensations, à reconnaître la faim et la satiété, à mieux choisir nos aliments, à les consommer avec toute l'attention qu'ils méritent et à faire la paix avec nous-même.

Ce livre a changé ma façon de voir les choses. Je peux clairement affirmer qu'il y a dans ma vie un avant et un après *Mangez en paix !*

LES PRINCIPES DE L'ALIMENTATION INTUITIVE

Rejeter la mentalité des régimes

Il n'y a pas réellement d'ordre dans les principes de base de l'alimentation intuitive, pourtant celui qui revient systématiquement en premier est celui-ci : rejeter la mentalité des régimes restrictifs. Chaque période de privation alimentaire déclenche dans l'organisme une armée de défenses métaboliques et hormonales. Les régimes se soldent par un échec dans 95 % des cas ! J'en ai fait des dizaines et je n'ai absolument jamais réussi à atteindre mes objectifs. Tout ce que j'en ai retiré c'est un profond sentiment d'échec et d'impuissance. Vous connaissez certainement cela. Cette défaite vient du fait que les régimes ne prennent pas en compte nos besoins psychologiques et émotionnels liés à l'acte alimentaire.

Les régimes restrictifs peuvent engendrer des pertes de poids impressionnantes, c'est vrai. En même temps, qui ne perdrait pas de poids en mangeant dix pommes par jour ? J'écris cela en ironisant sur moi-même. Oui j'ai tenté la monodiète de pommes pendant trois jours. Je ne vous raconte pas le nombre de kilos que j'ai perdus, et le nombre de chocolats que j'ai mangés, de façon boulimique, quand cette navrante aventure s'est terminée. Dès que l'on est dans le domaine de la frustration, de la restriction quelle qu'elle soit, la tentative de perte de poids est vouée à l'échec.

Le système limbique ou cerveau reptilien tire le signal d'alarme. Il y a une restriction donc un manque. Allô, allô, il faut manger. Bonjour les compulsions alimentaires !

Comme aurait dit mon petit papa : parlons peu, parlons bien. Les régimes, c'est bidon.

Exercice

Nous sommes bombardés au quotidien par des messages prônant les régimes et la perte de poids, par des gourous alimentaires plus intéressés par le gain que par notre santé physique et mentale. Aujourd'hui, prenons conscience de cela ! Dans votre cahier, notez tous les régimes que vous avez faits et les conseils alimentaires que vous avez suivis, pour finalement peu de résultats (voire même un effet yoyo). Notez simplement tout cela sur une page blanche (ou dans votre tête). Observez, sans culpabiliser, juste pour en avoir conscience.

Honorer sa faim

La faim exprime un besoin physique de nourriture. Votre organisme a besoin de carburant ! Elle est différente de l'envie de manger (nous en reparlerons plus tard).

La faim se manifeste par des gargouillis, des crampes dans le ventre, une légère sensation de nausée ou de vertige parfois. Lorsque vous commencez à avoir faim, n'attendez pas pour manger ! Peu importe l'heure, mangez quand votre corps vous montre qu'il a besoin d'énergie. Dans notre société, manger entre les repas est excessivement mal vu. Pourtant une collation en réponse à une vraie faim, permet de nous maintenir dans une zone de confort physique. Si vous attendez le prochain repas, vous allez probablement manger excessivement. En prenant une collation pour patienter, vous donnez du carburant à votre organisme et vous mangerez avec plus de modération au repas suivant.

Exercice

Vous avez l'habitude de petit-déjeuner au saut du lit ? Demain matin, ne mangez pas tout de suite après le réveil. Prenez votre douche, préparez-vous tranquillement et passez à table uniquement lorsque vous ressentez physiquement la faim. Répétez cet exercice pendant plusieurs jours. L'idée est de vous reconnecter à vos sensations et d'apprendre petit à petit à reconnaître et à honorer la faim.

Tous les aliments sont autorisés

On lit tout et n'importe quoi sur les aliments à consommer ou non. D'ailleurs, selon les tendances, les règles changent toutes les semaines. Les bananes sont trop caloriques, le sucre c'est le diable, l'avocat est trop gras, il faut supprimer le gluten même lorsqu'on n'y est pas allergique… C'est délirant !

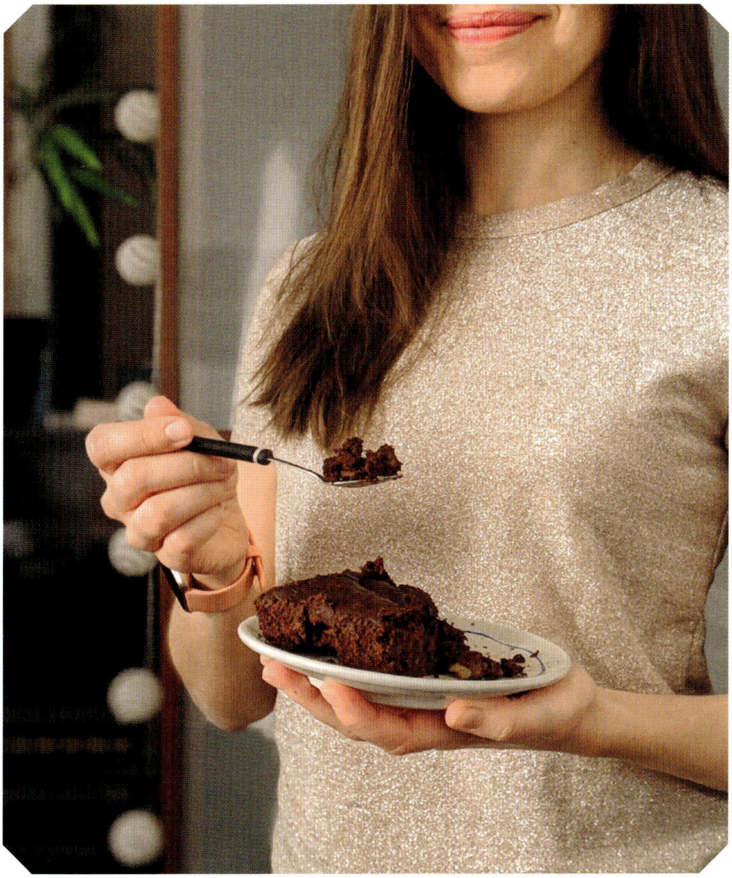

L'alimentation intuitive n'attribue pas de valeurs aux aliments. On part du principe que notre corps sait spontanément ce dont il a besoin.

Il n'y a pas de « gentille pomme » et de « méchant chocolat ». Un aliment reste un aliment. Préférez-vous manger une pomme à 60 calories accompagnée d'un yaourt allégé en matière grasse à 70 calories ou un gros morceau de chocolat à 100 calories ? Cette dernière collation vous apportera sans doute beaucoup de satisfaction et de plaisir (en plus de combler un petit creux). Certains jours, vous aurez peut-être plus envie d'un fruit, votre corps vous fera sentir qu'il a besoin de vitamines et de fibres. Le tout est de toujours rester à l'écoute de ses besoins.

Selon Gérard Apfeldorfer, la seule définition valable de la malbouffe est de *« manger trop de nourriture riche en calories quand on n'a pas suffisamment faim pour cela et une nourriture vidée de ses calories alors que l'appétit est là ! »*

Exercice

Faites la liste des aliments qui vous font « peur ». Ce sont les aliments que vous associez à la prise de poids ou à une mauvaise hygiène de vie : chocolat, gâteaux, charcuterie, fromage. Chaque jour, consommez-en un peu, en pleine conscience (un carré de chocolat, quelques rondelles de saucisson ou un morceau de Cantal par exemple). Faites cela pendant quelques jours. Vous constaterez bien vite que la balance ne bouge pas, que vous rentrez toujours dans vos jeans. Il n'y a pas d'aliments interdits. Tout est une question de modération et d'écoute de ses sensations alimentaires.

Ne pas culpabiliser

Dire adieu à la culpabilité est l'une des notions essentielles de l'alimentation intuitive. Comme il n'y a pas de vilain avocat et d'aimable carotte, tous les aliments peuvent être consommés l'esprit serein ! De même pour les quantités, ne vous tracassez pas, mangez tranquillement. Soyez à l'écoute de vos sensations. Certains jours, on mange plus que d'autres, en fonction de notre fatigue ou de notre activité physique. C'est normal ! Si vous avez très faim lors d'un déjeuner, en vous écoutant, vous mangerez certainement avec moins d'appétit au dîner. Pas de culpabilité, le corps se régule !

De plus, la culpabilité n'est jamais un vecteur de changement. Bien au contraire, c'est elle qui engendre les compulsions ! Tout le monde connaît la théorie du « foutu pour foutu ». Simone est au régime. C'est l'anniversaire de Léon, elle mange une part de gâteau. Elle en reprendrait bien une deuxième… Elle le fait. Elle culpabilise et finit par se dire « foutu pour foutu ». Adieu le régime (et le gâteau aussi du coup). C'est la culpabilité qui vous pousse vers vos interdits. C'est le fait de penser *« Je n'aurais pas dû manger cela »* qui vous propulse dans le mal-être.

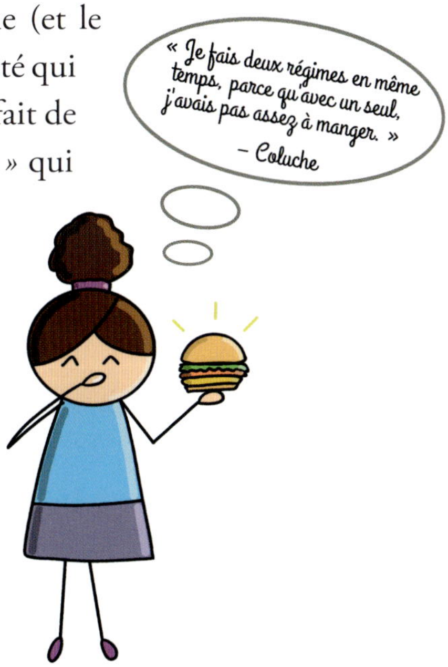
« Je fais deux régimes en même temps, parce qu'avec un seul, j'avais pas assez à manger. »
– Coluche

Exercice

Vos pensées créent vos sentiments qui créent vos actions, qui créent votre vie. Testons aujourd'hui le pouvoir de vos pensées. Sur un cahier, notez une liste d'affirmations positives concernant l'alimentation *(Ce que je mange est bon pour moi, j'aime mon corps et je le nourris avec amour, je mange en pleine conscience, ces aliments me font du bien)*. Pendant quelques jours, observez vos pensées face à ce que vous consommez. Dès qu'une idée négative vous vient à l'esprit *(je dois finir mon assiette, cet aliment est trop calorique, je ne devrais pas manger ça le soir)*, forcez-vous à énumérer mentalement la liste de vos intentions positives. Donnez du pouvoir aux pensées qui vous font du bien !

S'arrêter de manger à satiété

La satiété est la sensation de contentement physique lorsque l'on a suffisamment mangé et que l'on se sent bien. L'appétit est satisfait. Quand on a l'habitude des régimes et des règles alimentaires, on perd le contact avec nos sensations. Il peut être difficile de trouver ce point de satiété. Nous verrons par la suite comment y parvenir. La clé de la minceur et de la forme durable est de savoir écouter son corps ! Attention, ceci n'est pas une règle ! L'alimentation intuitive n'impose pas de règle. Si vous mangez au-delà de votre satiété de temps en temps, parce que le repas est délicieux par exemple, ce n'est pas grave. Faites confiance à votre corps, il se régulera tout seul au prochain repas.

Exercice

L'île d'Okinawa au Japon est mondialement célèbre pour son nombre de centenaires en pleine santé. L'une des pratiques de ses habitants est le Hara Hachi Bu. L'idée consiste à s'arrêter de manger lorsque l'on est à 80 % de sa satiété (donc avant de n'avoir plus faim !). Cela permet au cerveau d'enregistrer les aliments qui ont été consommés et d'envoyer le signal de satiété avant le moment où l'on a trop mangé. Faites le test, mangez en pleine conscience, savourez votre repas et demandez-vous quelle est la bouchée qui sera de trop !

Redécouvrir le plaisir de manger

La satisfaction éprouvée lors d'un repas est essentielle pour être rasséréné plus longtemps. Cuisinez avec amour, présentez joliment vos assiettes, dégustez chaque bouchée. Mangez en pleine conscience ! En mangeant des aliments à votre goût, qui vous procurent du plaisir, vous serez rassasié plus longtemps et vous constaterez qu'il vous faut moins de nourriture pour être à satiété lors de votre repas.

Exercice

Aujourd'hui, c'est *Top Chef* à la maison. Ouvrez un livre de cuisine, et lancez-vous dans la préparation d'une recette qui vous fait saliver. Faites vos courses, cuisinez avec amour et surtout soignez la présentation ! Vous verrez que vous prendrez énormément de plaisir en savourant ce repas que vous avez préparé avec soin !

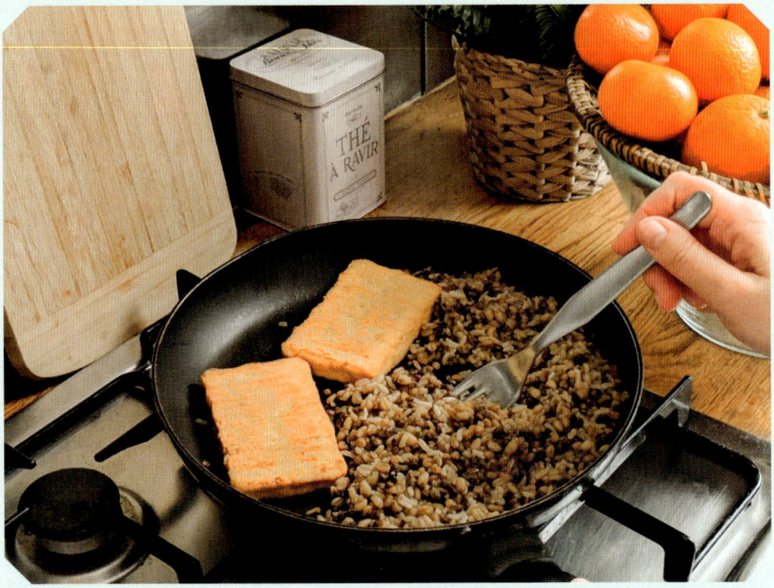

Vivre ses émotions sans passer par la nourriture

Anxiété, solitude, ennui, colère, nous passons tous par là ! La nourriture semble être une solution facile pour faire diversion et ne plus penser à nos émotions. Mais elle ne résout aucun problème. L'alimentation intuitive propose de trouver d'autres moyens pour vous réconforter sans passer par la case « placard à biscuits ». Marcher, courir, dessiner, regarder un joli film, écouter de la musique, lire, il y a mille et une façons de gérer ses émotions autrement que par l'alimentation. Si vous « mangez vos émotions », n'hésitez pas à vous faire suivre par un professionnel de santé pour vous faire aider. Osez en parler autour de vous. Vous ferez un énorme pas en avant.

Exercice

Lorsque vous mangez vos émotions, vous allez vers de la nourriture facile d'accès, qui ne nécessite pas de préparation et qui est généralement grasse ou sucrée. La prochaine fois que vous plongez la main dans le paquet de chips ou que vous engloutissez une tablette de chocolat sans avoir aucunement faim, faites cet exercice. Arrêtez-vous un instant, et posez-vous les questions : qu'est-ce que je suis en train de faire ? Est-ce que j'ai faim ? Qu'est-ce qu'il se passe en moi ? Quelle émotion prend le dessus ? Cela mettra du temps entre le moment ou vous allez manger et le fait de manger. Le fait de prendre ce temps pour réaliser ce qu'il se passe va mettre de la conscience dans l'acte de manger. Une fois l'émotion identifiée, essayez de trouver une solution à votre problème. Enfin, gardez à l'esprit qu'il est contre-productif de se répéter en boucle « je ne dois pas manger de manière émotionnelle » car toute forme de restriction engendre une attirance !

Respecter son corps

Respectez votre corps tel qu'il est au moment présent. Il sera plus difficile de rejeter la mentalité des régimes et d'être à l'écoute de vos sensations alimentaires si vous n'êtes pas dans une dynamique positive vis-à-vis de votre apparence. Chaque corps est unique et beau. Si vous en prenez soin à travers une alimentation intuitive et saine et en pratiquant une activité physique, faites-le pour vous, sans vous critiquer, sans vous comparer. Lorsque vous parlez de vous, à vous-même ou à quelqu'un d'autre, utilisez le même vocabulaire que si vous parliez de votre meilleur(e) ami(e). Jamais vous ne lui diriez « Tu es incapable de faire cela », « Tu es grosse et moche ». Cela semble même choquant ! Parlez de vous-même avec des mots doux et positifs. Respectez votre corps. Traitez-le en ami.

Exercice

Écrivez une lettre, même courte, pour vous décrire. Imaginez que vous décrivez une amie célibataire à un copain célibataire. Comment sont ses cheveux, sa bouche, ses yeux, sa silhouette ? Est-ce qu'elle est souriante, positive, chaleureuse. Voilà, vous avez maintenant un joli portrait de vous-même !

Être physiquement actif par plaisir

Pratiquez régulièrement une activité physique qui vous fait plaisir. On associe trop souvent le sport à la performance et à la dépense énergétique engendrée. En alimentation intuitive, on reste actif pour se sentir bien, pour prendre soin de soi et de sa santé, pour se défouler, ou encore juste pour s'amuser. L'idée est de prendre du plaisir dans la pratique sportive. Nous développerons cela au prochain chapitre !

Exercice

Réservez un cours de sport que vous adorez et allez-y avec un(e) ami(e). Ainsi vous passerez un très bon moment et associerez l'activité sportive à un sentiment positif.

Honorer sa santé

L'alimentation n'a pas besoin d'être parfaite pour que nous soyons en bonne santé. Un repas industriel ou un petit-déjeuner déséquilibré ne suffisent pas pour créer des carences. Heureusement ! Mais il est vrai que les aliments influent sur notre santé. Une fois que l'on arrive à manger en pleine conscience, de manière plus spontanée et intuitive, il est bien de faire des choix alimentaires en ayant en tête les bienfaits et apports de chaque aliment. Variez au maximum les fruits, légumes, céréales et légumineuses que vous consommez ainsi que les sources de protéines. Prenez soin de vous !

Exercice

Cette semaine, essayez de cuisiner un légume que vous ne consommez jamais. Trouvez des recettes pour le mettre en valeur. Reproduisez cet exercice avec des légumineuses ou des fruits. Vous aurez ainsi plus de chances de manger varié et sain.

Abolir les restrictions alimentaires !

J'ai bien envie de créer un onzième principe de l'alimentation intuitive ! C'est un constat personnel et cela revient dans toutes les lectures que j'ai pu faire sur le sujet : pour trouver son poids de forme, il faut impérativement dire adieu à toutes les restrictions alimentaires (et pas seulement aux régimes donc !). Il en existe deux types. La restriction physique désigne toutes les règles que nous nous imposons physiquement : manger 1 500 calories par jour, ne pas dépasser 70 grammes de glucides par repas, ne pas manger entre les repas et même respecter absolument la satiété ! Les restrictions mentales sont aussi impactantes et même plus sournoises : culpabilité en mangeant un certain type d'aliment, valorisation de certains aliments…

Toutes ces restrictions mettent en alerte notre cerveau reptilien. Pour vulgariser la chose, c'est la partie de notre cerveau qui gère les besoins primaires, dont le fait de se nourrir. Lorsque vous avez des restrictions alimentaires, même inconscientes, votre cerveau reptilien tire le signal d'alarme. Il vous pousse à manger, crée des pensées obsédantes sur la nourriture. Ces pulsions alimentaires sont une réponse biologique à la restriction. On pense à tort que l'on n'a « pas de volonté ». C'est complètement faux. Votre cerveau reptilien vous veut du bien et vous signifie qu'il n'aime pas les restrictions ! Donc pour éviter les compulsions et atteindre une alimentation saine et intuitive, il faut absolument combattre les restrictions.

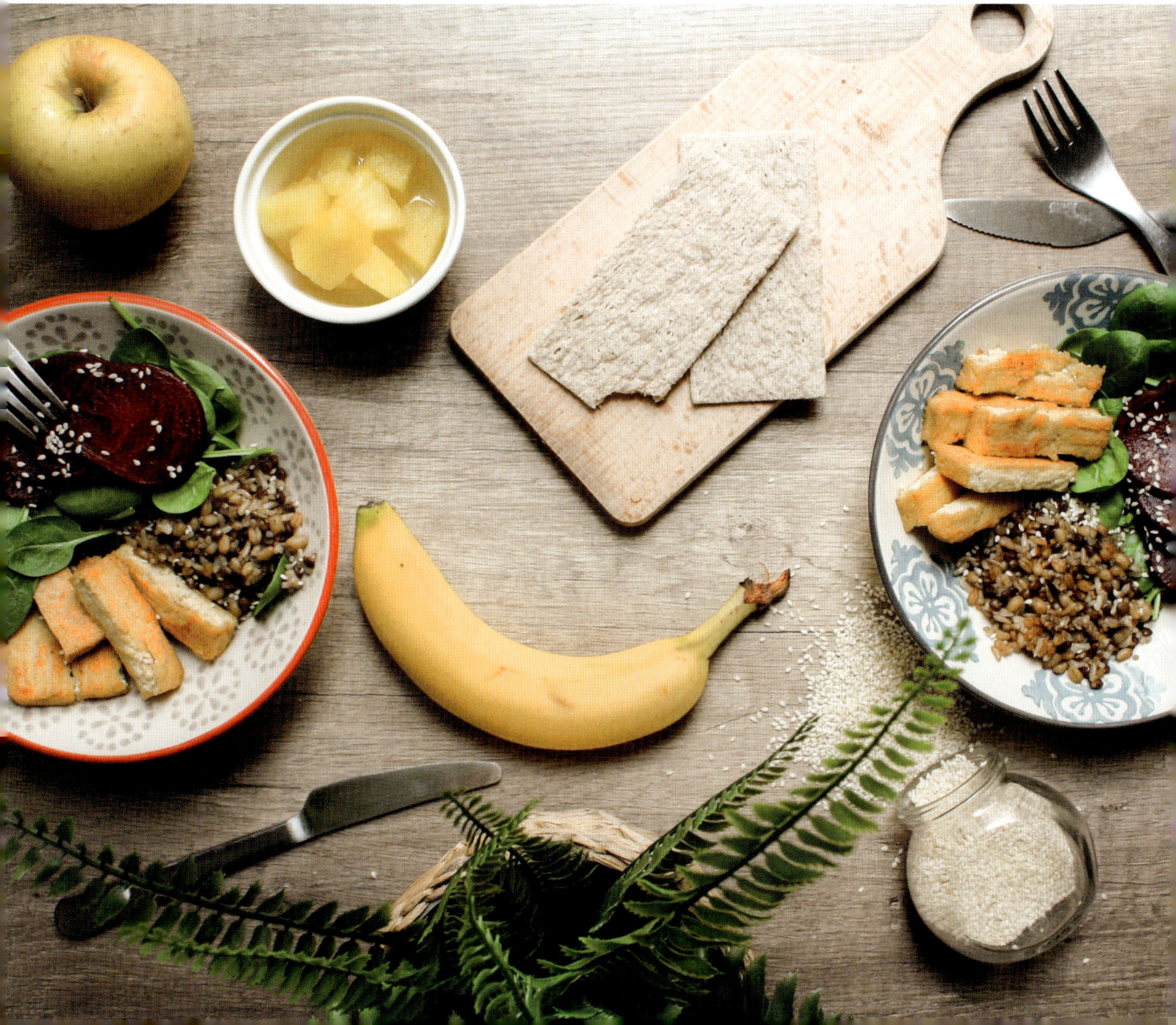

LES QUESTIONS FRÉQUENTES

Ça veut dire quoi « manger sain » ?

Et bien justement ça ne veut rien dire ! Ce qui est sain pour moi ne le sera pas nécessairement pour vous et inversement. Avant je mangeais régulièrement le combo brocoli + lentilles. Je souffrais de maux de ventres chroniques mais je ne suspectais pas ces aliments, alliés des « Fitgirls ». Aujourd'hui, je sais que je souffre du syndrome de l'intestin irritable. Je dois donc éviter les aliments riches en Fodmaps, un ensemble de glucides présents dans notre alimentation. Adieu les brocolis et les lentilles, bonjour les pommes de terre et les haricots verts.

Un aliment sain est un aliment qui VOUS fait du bien. Ne vous basez pas uniquement sur ce que vous lisez pour savoir quoi manger. Soyez à l'écoute de vos sensations. Prenez un petit cahier et notez pendant quelques jours tout ce que vous mangez et ce que vous ressentez physiquement et moralement après chaque repas. Cela vous aidera à identifier les fruits, légumes et féculents qui sont bons pour votre corps.

◆

Parfois, je ne sais pas de quoi j'ai envie. Concrètement, qu'est-ce que je mets dans mon assiette ?

Je connais bien cette sensation ! On a faim (ventre qui gargouille, sensation de faiblesse) mais on ne sait pas vers quels aliments se tourner ! Dans ces cas-là, je reviens aux valeurs sûres ! Composez votre assiette avec 50 % de légumes, 25 % de céréales ou légumineuses et 25 % de protéines (animales ou végétales). Par exemple : un risotto aux champignons et courgettes accompagné de dés de tofu. Vous avez là un plat savoureux, sain et composé d'ingrédients relativement basiques.

Quand vous ne savez pas quoi manger, revenez toujours à cette assiette de base et demandez-vous : quel légume me fait envie ? (potimarron rôti, champignons poêlés en persillade, tomates farcies ?) Et ensuite, complétez avec un féculent et une protéine de votre choix.

Privilégiez des produits bio et de saison. Certes, ils sont un peu plus chers mais ce sont leurs qualités nutritionnelles et leurs belles saveurs que vous payez.

Si j'ai le droit de manger tout ce que je veux, est-ce que je vais grossir ?

On pense, à tort, que lorsque l'on écoute son corps et ses envies, on va forcément choisir ce qui est sucré ou gras. Ok, pourquoi pas. Prenons cet exemple : vous êtes au restaurant et le cheeseburger-frites vous fait de l'œil. Vous choisissez donc ce plat. Vous prenez le temps de savourer chaque bouchée, de manger en pleine conscience. Il y a fort à parier que vous ne finirez pas votre assiette. Et même si vous la finissez, au repas suivant votre appétit sera modéré. Vous aurez certainement des envies soudaines de soupes ou de légumes. Le corps se régule tout seul, encore faut-il écouter ce qu'il a à nous dire.

Si vous vous lancez dans l'alimentation intuitive et que vous avez la sensation de n'être attiré que par le gras ou le sucre, ce sont vos obsessions alimentaires qui prennent le dessus sur vos choix, et non pas vos sensations. Toutes les règles imposées par la « police du régime » se sont imprimées en vous. C'est normal. Il faut les oublier petit à petit, pour laisser place à notre petite voix intérieure, celle qui nous permet de manger spontanément ce qui est bon pour nous.

Exercice

Si vos obsessions alimentaires prennent le dessus, prenez un cahier et notez au fil de la journée, toutes les petites pensées qui vous viennent en tête face à la nourriture. Cela vous permettra de prendre conscience des règles qui régissent encore votre façon de manger pour petit à petit les oublier. Cela prend du temps. Il faut être patient et indulgent envers soi-même.

Parfois, je ne sais pas si j'ai vraiment faim, en tout cas j'ai envie de manger du sucré ! Que faire ?

Les envies de sucré ont de nombreuses origines : petit-déjeuner trop léger, stress, habitude de « finir sur une touche sucrée » ou carence en chrome. Le chrome est un oligo-élément essentiel à notre santé. Un déficit en chrome peut entraîner des variations de la glycémie et vous donner envie de consommer des barres chocolatées et des bonbons !

Au-delà de ça, rappelez-vous qu'il n'y a pas de bons et de mauvais aliments. Si vous pensez avec envie à votre carré de chocolat, mangez-le. Mais soyez en pleine conscience ! N'avalez pas votre morceau de chocolat sans y penser ou avec culpabilité. Savourez ! La dégustation permet de mieux comprendre ses sensations alimentaires et d'atteindre le contentement plus facilement.

Si un ou deux carrés de chocolat ne vous suffisent pas, une émotion forte entre sûrement en jeu (stress, tristesse, fatigue, ennui). Gardez en tête de vivre vos émotions sans passer par la nourriture.

Je mange en famille, comment faire si chacun a envie de quelque chose de différent ?

C'est une question que l'on m'a beaucoup posée, lorsque j'ai commencé à parler d'alimentation intuitive sur mes réseaux sociaux. Comment faire pour suivre ses envies lorsque l'on mange à plusieurs ? Le mieux est de faire une cuisine simple, bio et de saison qui saura ravir le plus grand monde. Faites vos courses avec soin, choisissez des produits de qualité et variez au maximum vos achats. L'idée n'est pas que chacun mange un repas différent selon ses envies. C'est plutôt que tout le monde passe à table en faisant du repas un moment festif de plaisir partagé !

Je sais comment faire une assiette équilibrée mais je n'arrive pas à m'y tenir. Pourquoi ?

C'est assez classique, on sait quoi mettre dans son assiette pour manger équilibré. On pense aux légumes, aux féculents, aux protéines. Mais pourtant on « craque » sur des gâteaux, des jus de fruits, du fromage, de la pizza. On n'arrive pas à tenir une bonne ligne de conduite.

C'est tout simplement parce que nous ne respectons pas nos besoins de base. La diététicienne américaine Ellyn Satter a mis en place une pyramide de nos besoins alimentaires. La base est ce dont nous avons le plus besoin. La pointe est le moins important :

1. **Manger assez.** Notre corps a besoin d'une quantité suffisante de nourriture pour fonctionner.

2. **Avoir accès à de la nourriture acceptable.** Nous avons besoin de manger des aliments de qualité, obtenus d'une manière acceptable. L'aspect social entre en jeu.

3. **Manger régulièrement.** Nous devons manger régulièrement, tous les jours, en sachant que nous pourrons encore manger demain.

4. **Manger selon ses préférences.** Nos préférences alimentaires doivent être satisfaites.

5. **Découvrir de nouveaux aliments.** Nous souhaitons découvrir des aliments que nous n'avons pas encore consommés.

6. **Manger en respectant des règles.** Une fois tous ces besoins respectés, nous pouvons envisager de suivre des règles alimentaires et d'intellectualiser notre rapport à la nourriture.

Pyramide des besoins alimentaires

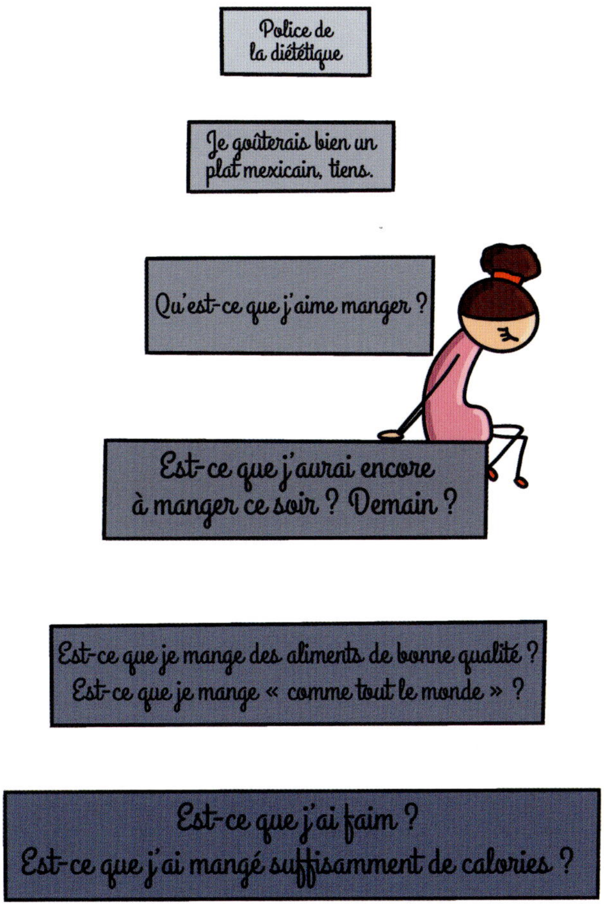
Police de la diététique
Je goûterais bien un plat mexicain, tiens.
Qu'est-ce que j'aime manger ?
Est-ce que j'aurai encore à manger ce soir ? Demain ?
Est-ce que je mange des aliments de bonne qualité ? Est-ce que je mange « comme tout le monde » ?
Est-ce que j'ai faim ? Est-ce que j'ai mangé suffisamment de calories ?

Si un besoin de base n'est pas comblé, les besoins supérieurs ne pourront pas l'être non plus. Donc pour vulgariser le concept proposé par Ellyn Satter : si vous n'avez pas assez à manger ou que vous ne mangez pas selon vos goûts, il est parfaitement inutile de penser à respecter des règles sur les aliments interdits ou l'heure à laquelle il faut manger. Les besoins de base régissent notre comportement alimentaire.

Parfois, j'ai des pulsions alimentaires. Comment y mettre fin ?

Paquets de gâteaux engloutis dans le canapé, chips avalées debout dans la cuisine, vous souffrez parfois de pulsions alimentaires. Tout d'abord : ne culpabilisez pas ! Ces aliments vous ont fait du bien, et puis c'est du passé. Aucune raison de se mettre la rate au court-bouillon ! Avant de voir comment vous pouvez y mettre fin, il serait déjà intéressant de comprendre pourquoi vous connaissez ces périodes de « crise ». Il y a quatre raisons principales qui peuvent en être à l'origine et chacune a sa solution.

Vous mangez vos émotions. Je vous invite à relire le passage « vivre ses émotions sans passer par la nourriture ». Par ailleurs, il faut bien comprendre que si vous vous servez de la nourriture pour gérer vos contrariétés, c'est parce que cela vous fait du bien. Votre corps a compris que lorsque ça ne va pas, les petits gâteaux au chocolat sont des aliments fort attrayants et efficaces pour aller mieux rapidement ! Il l'enregistre comme une habitude. Pour s'en défaire, il faut lui donner d'autres habitudes qui apportent du bonheur rapidement. Vous pouvez remplacer l'acte de manger par une séance de sport qui vous délivrera une bonne dose d'endorphines. Vous pouvez également cuisiner. Prendre du temps pour se préparer un bon repas occupe l'esprit et pousse à savourer en pleine conscience ce qu'il y a dans notre assiette. Choisissez une activité qui vous plaît vraiment et pratiquez-la régulièrement. Votre corps va enregistrer une nouvelle source de bonheur facilement accessible !

Vous êtes en restriction alimentaire. Même si vous avez la sensation de ne pas « être au régime » et de manger équilibré, vous avez peut-être intégré des restrictions alimentaires sans vous en rendre compte. Nous sommes matraqués par les médias et par les réseaux sociaux de nouvelles règles alimentaires chaque jour. « Le gluten est notre ennemi », « La banane est trop sucrée », « L'avocat est trop gras », « Il ne faut pas manger de féculents le soir », « Il ne faut pas grignoter »... Je m'arrête là, la liste des règles imposées par la police du régime est longue comme le bras. Et bien malgré nous, nous enregistrons ces restrictions qui nous coupent de nos sensations alimentaires. Elles nous conduisent au « craquage » qui est en fait une réaction normale du corps qui évacue toute la frustration accumulée et tire le signal d'alarme !

En 1973, une étude menée dans le Colorado a prouvé que notre cerveau déclenche une attirance incontrôlable pour ce qui est interdit. C'est l'effet Roméo et Juliette ! Pour s'en défaire, il faut faire sauter les interdits. Manger sainement c'est bien, mais il ne faut jamais que cela devienne une obsession à l'origine d'une grande frustration. Les crises de boulimie sont des réactions biologiques en réponse à une forte restriction physique ou mentale. Il faut les accepter et surtout les prendre comme un cadeau de notre corps qui nous signale qu'il a besoin de lâcher prise.

Par ailleurs, apprenez à avoir de la compassion pour vous-même. Ayez de la sympathie envers vous. Posez-vous cette question : si une amie m'appelle et me dit « Je voulais manger un petit biscuit et puis finalement, j'ai mangé toute la boîte. Je me sens mal, je suis nulle ». Que lui diriez-vous ? Vous seriez certainement rassurant et encourageant. Adressez-vous à vous-même de la même manière. Développez de la compassion envers vous chaque jour. En étant bienveillant avec vous-même, vous serez plus épanoui et vivrez moins de pulsions alimentaires.

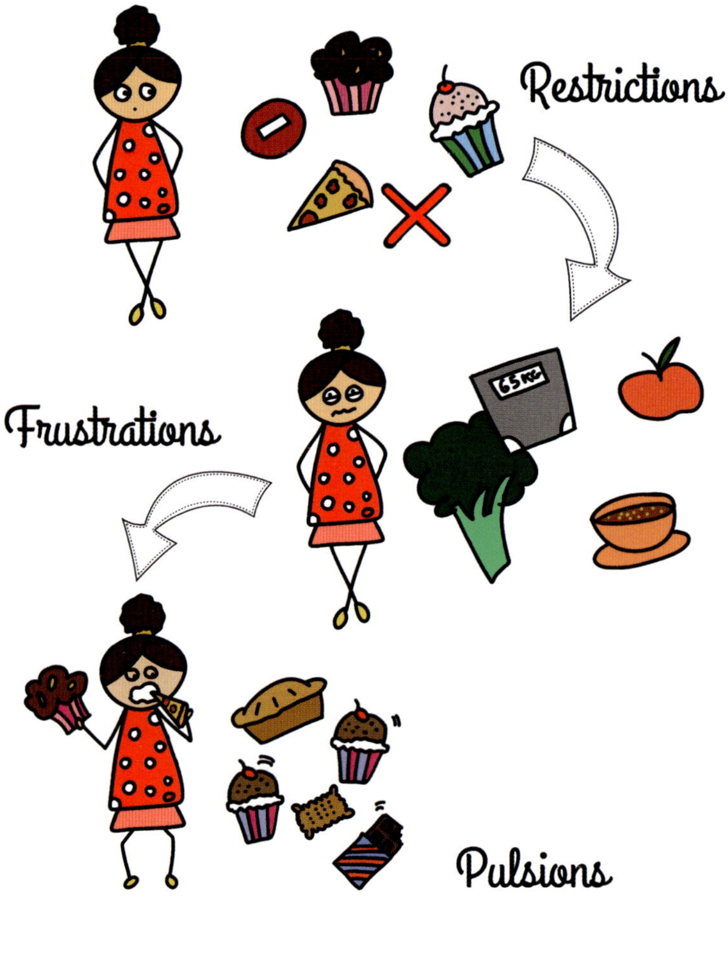

Vous ne mangez pas assez. Je me souviens d'une période ou j'étais suivie par une diététicienne. Je l'avais appelée, un peu désespérée parce que je grignotais des aliments sucrés tous les après-midi. Je n'arrivais pas à y mettre fin. Elle m'avait demandé de prendre un petit-déjeuner plus conséquent et de ne vraiment pas me restreindre. Les pulsions alimentaires avaient rapidement cessé. Si vous ne mangez pas suffisamment, vous finirez par vous jeter sur tous les aliments qui vous passent sous la main !

Vous êtes fatigué. En moyenne, on estime que le corps à besoin de dormir entre 7 heures et 9 heures par nuit. Le sommeil a plusieurs bénéfices : préserver l'équilibre énergétique, la performance quotidienne et la récupération de l'organisme.

À court terme, un mauvais sommeil engendre une plus grande émotivité, un appétit prononcé pour les aliments caloriques, des difficultés de concentration et une somnolence excessive. À long terme, il peut engendrer une dépression, du diabète ou encore l'obésité !

En effet, le sommeil favorise la production de leptine, hormone qui déclenche la sensation de satiété. Plus on dort, moins on a faim ! À l'inverse, le manque de sommeil sécrète beaucoup de ghréline, hormone qui informe le cerveau sur la sensation de faim. De plus, quand on dort peu, on diminue ses activités physiques et on brûle moins de calories. Un manque de sommeil engendre une prise de poids de 2 à 3 kilos par an !

Pour ma part, dès que je fais une nuit trop courte, je grignote ! J'ai de terribles envies de sucré ! À l'époque où j'ai perdu une dizaine de kilos, je faisais en sorte d'avoir, chaque nuit, 8 heures de sommeil. Cela m'a beaucoup aidée. Si vous souhaitez mettre fin à vos pulsions alimentaires, assurez-vous de dormir suffisamment !

Est-ce que je peux perdre du poids en mangeant intuitivement ?

Oui et non, je m'explique ! Si votre objectif est de perdre du poids, vous aurez du mal à pratiquer l'alimentation intuitive puisque vos choix seront dictés par l'envie de faire baisser le chiffre sur la balance et non pas par les signaux que vous envoie votre corps.

En revanche, si vous pratiquez l'alimentation intuitive pour faire la paix avec les aliments, revenir à une alimentation spontanée et manger en paix, votre poids se régulera de lui-même.

Faites vos choix en fonction de vos envies, de ce que qui vous fait du bien sur le moment. Le corps est formidable, il sait ce dont vous avez besoin pour atteindre votre poids de forme. Encore faut-il savoir l'écouter. Cela prend du temps, c'est tout à fait normal.

La peur du poids est la plus grosse cause des dérèglements alimentaires. Si vous pratiquez l'alimentation intuitive en conservant vos objectifs de manger moins, manger absolument les bonnes quantités, avoir une alimentation parfaite ou peser tant de kilos, vous serez en situation d'échec.

L'alimentation intuitive ne vous amènera pas à un 36. Désolée mais non, ce livre n'explique comment avoir le corps de Gisèle Bundchen en mangeant du chocolat. S'alimenter intuitivement permet de trouver son poids naturel appelé aussi son poids de forme. Faites confiance à la nature, c'est le poids qui vous va le mieux !

Pour trouver notre set point, arrêtons de combattre le poids et travaillons sur l'amour de soi !

Comment savoir quand je suis à satiété ?

Savoir quand on est à satiété demande beaucoup de pratique et d'écoute de soi. Aujourd'hui, plus d'un an après avoir découvert l'alimentation intuitive, j'arrive bien à comprendre mes sensations et à reconnaître ce point où mon désir alimentaire est satisfait. Malgré tout, il m'arrive encore de manger au-delà de ma satiété, par gourmandise. Du moment que c'est exceptionnel, ce n'est pas bien grave !

Pour reconnaître la satiété, il faut d'abord reconnaître la faim ! Faites l'exercice recommandé dans la rubrique « *Honorer sa faim* ». Lorsque vous commencez à manger en ayant de l'appétit, concentrez-vous sur vos sensations. Prenez conscience de la texture de l'aliment, de sa chaleur, de ses différentes saveurs, du plaisir que vous prenez à vous nourrir. Bouchée après bouchée, mangez en pleine conscience. Votre estomac se remplit. Arrive un moment où la bouchée suivante vous semble moins attrayante. C'est la satiété !

La difficulté de l'exercice consiste à savoir s'arrêter à ce moment-là, même si on continuerait bien à manger par gourmandise !

Je n'ai pas le temps de cuisiner, donc je commande ou je réchauffe des plats industriels. As-tu une solution ?

J'ai reçu cette question un nombre de fois incalculable et je tenais à y répondre dans ce livre. Manger « healthy » demande un peu d'organisation. Si vos placards sont vides, il est normal de choisir l'option « livraison » ou « tartines de n'importe quoi ». Faites en sorte d'avoir toujours de bons produits dans votre cuisine. Voici mon combo parfait pour les jours de flemme : un légume surgelé qui se cuit au four, un filet de tofu, des sachets individuels de céréales précuites. Je sais bien que ce n'est ni économique, ni écologique, mais ça dépanne !

Voici un exemple de dîner sain et rapide

Ingrédients pour 1 personne

200 g de carottes (achetées épluchées, prédécoupées et congelées)

50 g d'oignons (achetés épluchés, prédécoupés et congelés)

Huile d'olive

100 g de filet de tofu

1 sachet de quinoa précuit

Sur une plaque de cuisson, étalez des carottes et des oignons surgelés, ajoutez un filet d'huile d'olive. Salez, poivrez à votre convenance.
L'avantage de ces produits, c'est qu'ils sont déjà épluchés et coupés !
Ajoutez le tofu coupé en dés à mi-cuisson (après 20 minutes environ).
Faites chauffer le quinoa au micro-ondes.
Lorsque les légumes sont prêts complétez votre bowl : carottes, oignons, dés de tofu et quinoa.
Voilà, votre dîner sain est prêt sans beaucoup d'efforts !

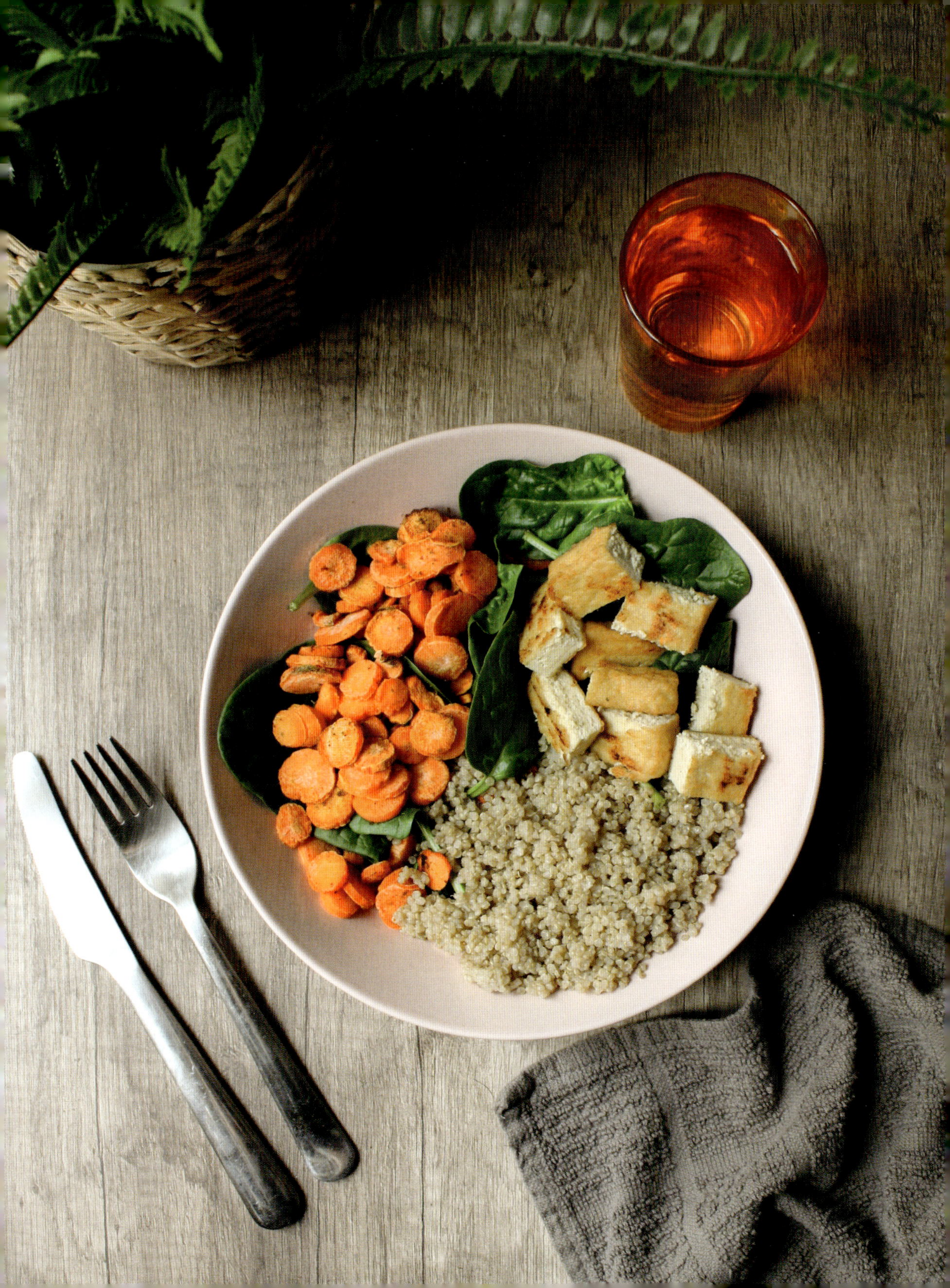

Comment manger équilibré sans en faire tout un plat ?

Manger équilibré, ça veut dire manger avec modération et apporter à votre corps tous les aliments, vitamines, minéraux dont il a besoin pour être en forme.

Prenez du plaisir à manger ce que vous mettez dans votre assiette. Si vous vous obligez à consommer un aliment parce qu'il le faut, cela devient une règle. Et nous les règles alimentaires, on n'aime pas ça ! Donc en clair, si le brocoli n'est pas votre ami, laissez-le dans le bac du frigo, et cuisinez-vous plutôt des frites de carotte.

« Alimentation équilibrée » ne rime pas avec « légumes vapeurs ». Variez les façons de cuisiner vos légumes : avec une petite sauce, rôtis au four avec un filet d'huile d'olive, poêlés avec des épices… Chaque repas doit être savoureux. Ainsi vous consommerez naturellement une plus grande variété d'aliments.

Si un aliment vous procure du plaisir, mangez-le. Vous avez envie d'un carré de chocolat (ou 2 ou 4) ? Mangez-les. Mais faites-le toujours en pleine conscience. Savourez. C'est tellement important. Rappelez-vous, il n'y a pas d'interdit tant que l'on écoute ses sensations de bien-être et de satiété.

À garder en tête !

- Rejetez la mentalité des régimes.
- Dites adieu à la culpabilité. Il n'y a pas d'aliments « bons » ou « mauvais ».
- Apprenez à écouter vos sensations de faim et de satiété (sans en faire une obsession !).
- Bougez ! Prenez plaisir à pratiquer une activité physique.
- Honorez votre santé en choisissant des aliments de qualité.

MON REPAS (pas healthy) **PRÉFÉRÉ**

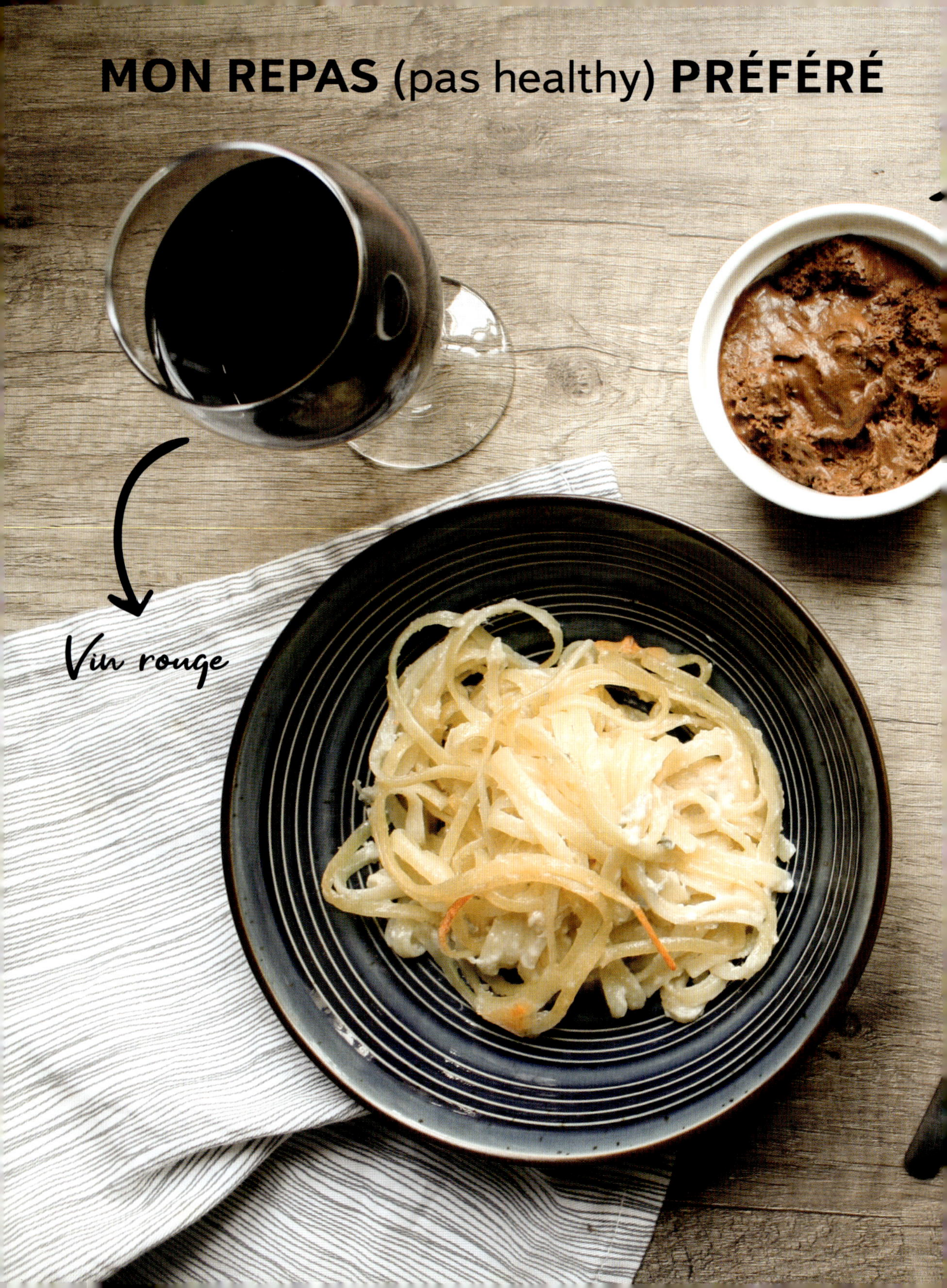

Mousse au chocolat

Linguine au gorgonzola

Pour 4 personnes

400 g de linguine
400 ml de crème soja
300 g de gorgonzola

◆

Dans une casserole d'eau bouillante, faites cuire vos pâtes pendant 8 minutes.
Pendant ce temps, faites fondre le gorgonzola avec la crème dans une petite casserole à feu doux.
Lorsque les pâtes sont cuites, égouttez-les et versez-les dans un plat à gratin.
Recouvrez de la crème soja au gorgonzola et enfournez 20 minutes à 180 degrés.

Bon appétit !

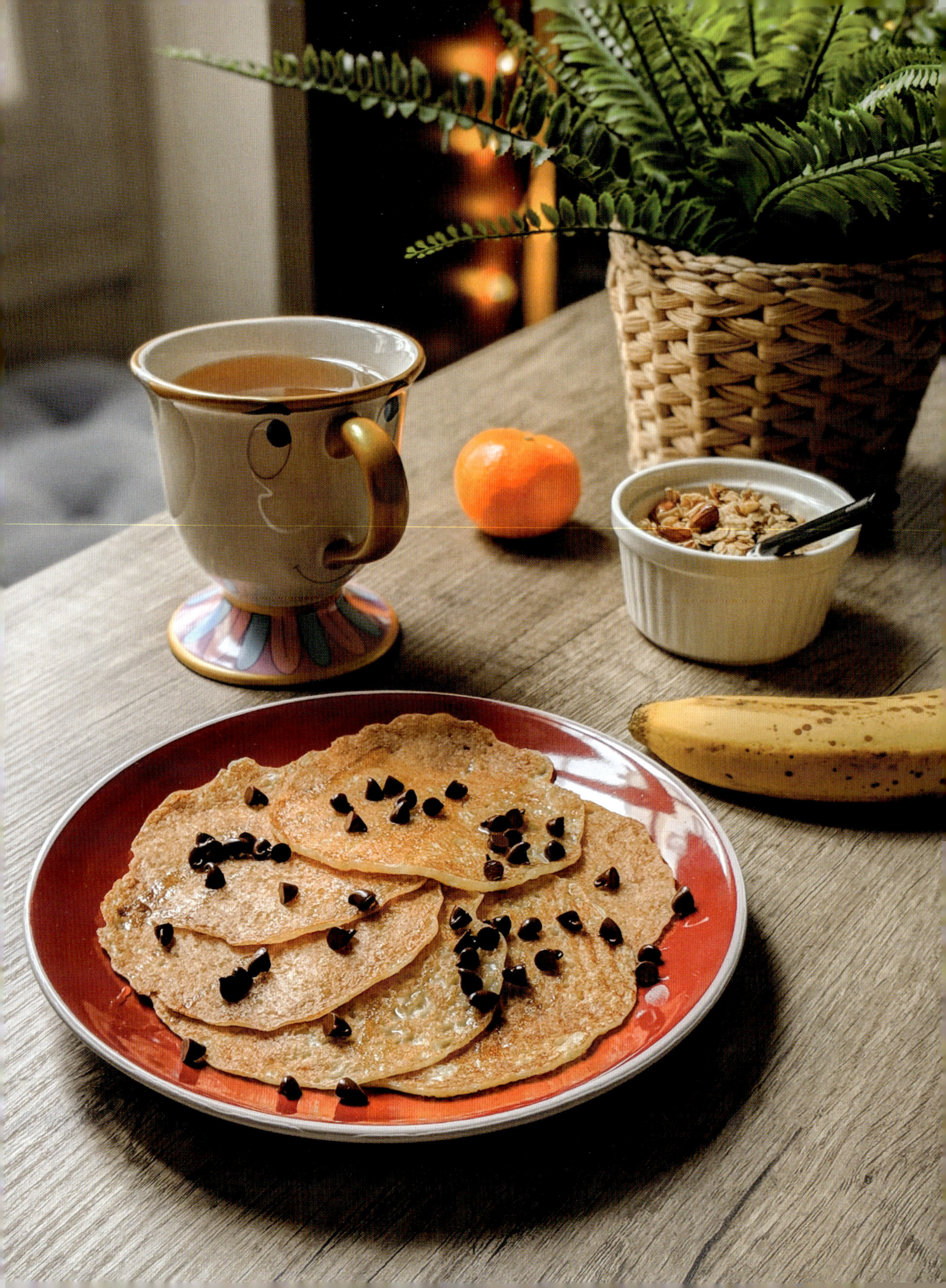

UNE SEMAINE TYPE « DANS MON ASSIETTE »

Pour vous aider à vous y retrouver, voici une semaine type « dans mon assiette ». Volontairement, je ne donne pas les quantités. Chacun fait en fonction de sa faim et de ses besoins !

Petit-déjeuner

Lundi	Porridge cacao banane et lait d'amande, une clémentine
Mardi	Tartines de houmous et jambon de seitan, kiwi, yaourt
Mercredi	Muesli aux pépites de chocolat, lait de riz, clémentine
Jeudi	Granola chocolat amande (voir la recette page 93) et clémentine
Vendredi	Tartines craquantes au sarrasin, beurre d'amande, yaourt, banane
Samedi	Pancakes, confiture de fraises, yaourt, abricots
Dimanche	Porridge aux fruits rouges

Déjeuner

Lundi	Patate douce, frites de carotte et tofu à l'ail des ours
Mardi	Pâtes de quinoa, sauce tomate et courgettes, émincé
Mercredi	Poêlée de quinoa, champignons et tofu
Jeudi	Haricots verts et oignons poêlés, riz basmati, œuf au plat
Vendredi	Rondelle de patate douce au paprika, poivron
Samedi	Burger, frites de patate douce
Dimanche	Tarte à la courgette, feta et persil (voir la recette page 69)

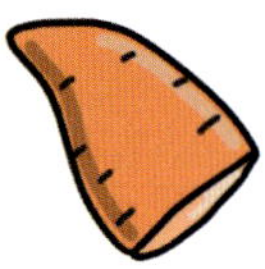
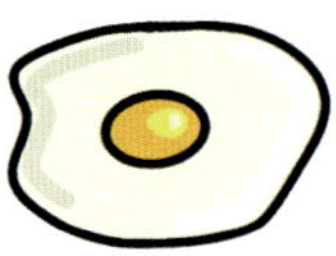
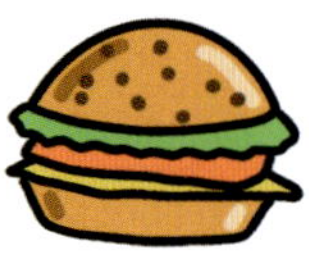
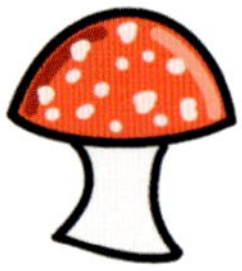
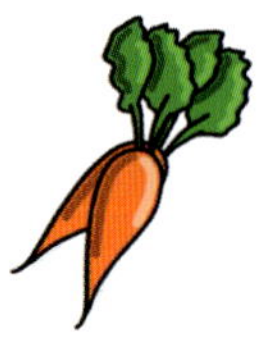

Collation

Lundi	Une poire, une poignée d'amandes, deux carrés de chocolat
Mardi	Une banane avec du beurre de cacahuète
Mercredi	Pomme au four rôtie avec du miel, deux carrés de chocolat
Jeudi	Compote pomme banane (voir la recette page 98) et 2 carrés de chocolat
Vendredi	Un bol de framboises, une poignée de noix de cajou, un carré de chocolat
Samedi	Raisin, une poignée de noix et un carré de chocolat
Dimanche	Une part de brownie (voir la recette page 94)

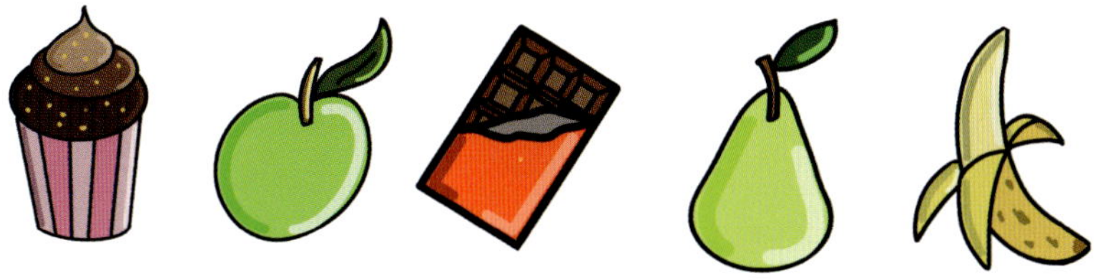

Dîner

Lundi	Soupe de légumes maison, tartines de guacamole
Mardi	Potimarron et pommes de terre rôtis, dés de tofu fumé
Mercredi	Patate douce farcie au fromage frais et brocoli (voir la recette page 86)
Jeudi	Curry de légumes et pois chiches (recette sur *vivrehealthy.com*)
Vendredi	Bowl de salade verte, concombre, tomates, guacamole maison, lentilles et œufs brouillés
Samedi	Soupe de légumes maison, tartine de pain et œuf brouillé
Dimanche	Flan de poireaux au thym et à l'emmental (voir la recette sur *vivrehealthy.com*)

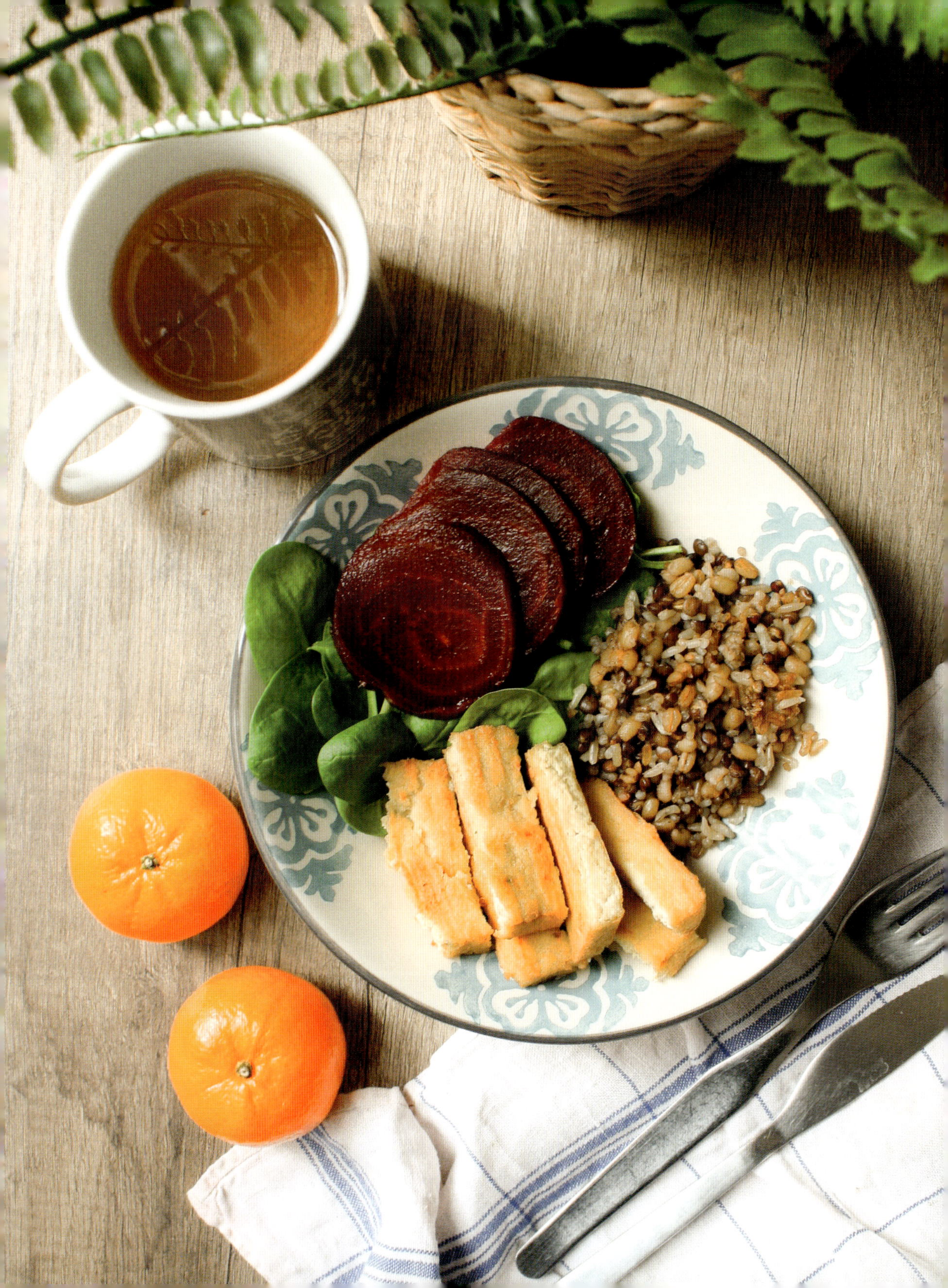

Recettes

J'ai compris depuis longtemps, que pour conserver une alimentation saine au quotidien, il faut que chaque repas soit un plaisir, sans restrictions mentales. Les légumes, les vitamines, les minéraux c'est très bien, mais le fromage et le chocolat ça donne quand même bien envie de passer à table ! Alors ne nous privons pas. Tout est une question de dosage et d'écoute de soi. Je vous propose dans cet ouvrage quelques recettes pour concilier alimentation saine et plaisir ! Elles sont toutes végétariennes. Je consomme assez peu de viande au quotidien et je voulais vous proposer des recettes qui me ressemblent.

Petit rappel, selon la police de la diététique, une journée équilibrée se compose comme ceci :

- **Petit-déjeuner :** un laitage (lait, yaourt de soja), un fruit (kiwi, clémentine, banane par exemple) et une portion de féculent (muesli, pancakes, tartines…)

- **Déjeuner :** Une protéine (poulet, poisson, œuf, tofu par exemple), un féculent (pomme de terre, riz, quinoa, patate douce) et des légumes en grande quantité (carottes, poireaux, brocolis, haricots verts…)

- **Le dîner** se compose de la même façon que le déjeuner. Il est possible de rajouter des « collations » entre les repas : fruits, yaourt ou oléagineux.

Bien sûr, ce genre de repas existe dans le monde parfait de la police de la diététique. Dans mon univers, healthy mais pas trop, on peut ajouter du fromage dans les plats, ou du chocolat fondu sur la banane du goûter, parce que c'est quand même vachement meilleur. Bonne nouvelle, pas de besoin de passeport pour venir sur mon territoire. Il n'y a pas de contrôle à la douane. Alors, vous venez ?!

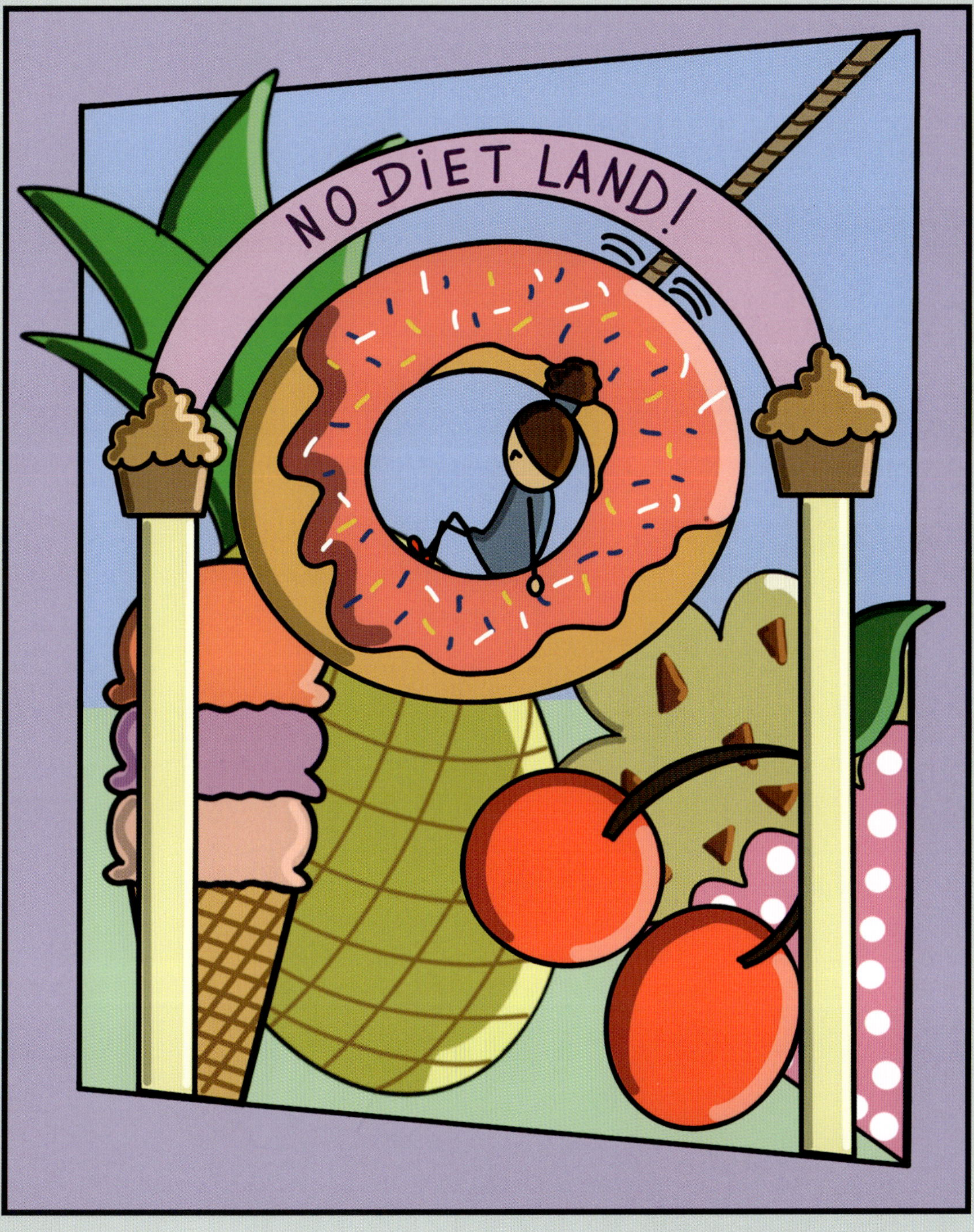
NO DiET LAND!

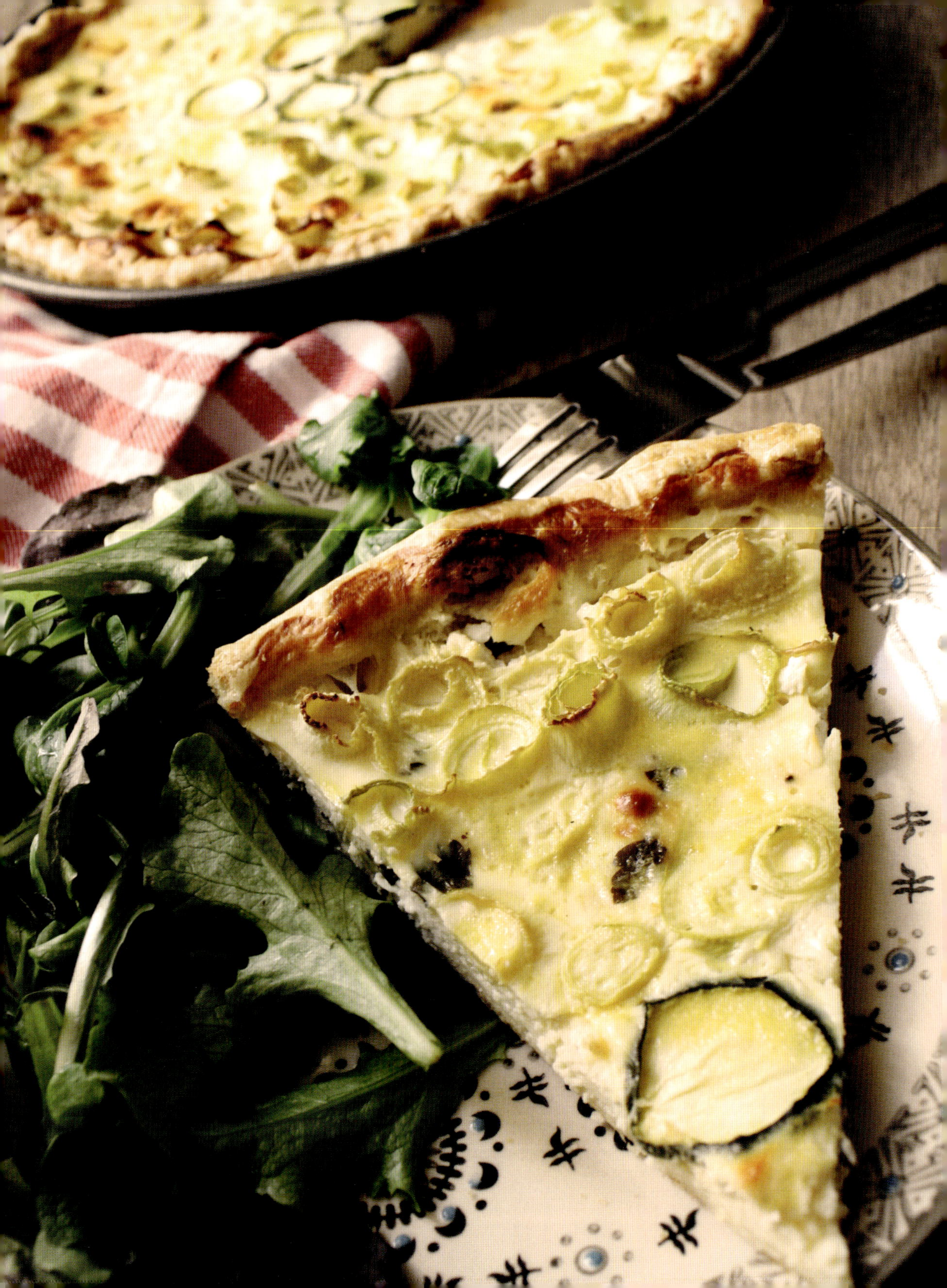

Tarte à la courgette, feta et persil

La tarte qui sent bon l'été et les apéritifs au soleil couchant (on a le droit de rêver).

Préparation

Pour une tarte de 6 parts

1 pâte feuilletée

20 cl de crème de soja

3 œufs

3 courgettes

100 g de feta

1 bouquet de persil frais

Préchauffez le four à 180 degrés.
Après les avoir lavées, découpez les courgettes en fines lamelles avec une mandoline. Cela permettra par la suite de réaliser des roses de courgettes en les roulant. Si vous n'avez pas le temps (ou la flemme) coupez les courgettes en rondelles.
Dans un saladier, mélangez la féta en dés avec les œufs et la crème de soja. Ajoutez les feuilles de persil grossièrement hachées.
Salez et poivrez à votre convenance.
Dans un moule à tarte, déroulez la pâte feuilletée et versez l'appareil dessus.
Roulez les lamelles de courgettes sur elles-mêmes. Déposez-les à la verticale les unes à côté des autres sur la pâte.
Enfournez pendant 40 minutes à 180 degrés.

Bon appétit !

Cake tomates, mozzarella, basilic

Un cake aux saveurs de l'Italie, riche en fibres et facile à préparer.

Pour 6 personnes

200 g de farine

1 sachet de levure

4 œufs

12 cl de lait de soja

2 cuillères à soupe d'huile d'olive

200 g de mozzarella

250 g de tomates cerises

1 bouquet de basilic frais

Sel, poivre

Préparation

Préchauffez le four à 180 degrés.
Dans un saladier, mélangez les ingrédients secs : farine, levure, sel, poivre, basilic haché.
Lavez et coupez les tomates cerises en deux.
Égouttez la mozzarella et coupez-la en gros dés.
Ajoutez les autres ingrédients à la pâte : œufs, lait de soja, huile d'olive.
Mélangez bien, la pâte doit être homogène.
Ajoutez les tomates et les dés de mozzarella.
Versez dans un moule à cake et enfournez pendant 40 minutes.

Conseil

Servez avec une grosse salade verte. La base de ce cake peut être cuisinée avec tous les ingrédients de votre choix (thon, bacon, courgettes, fromage de chèvre, noix…)

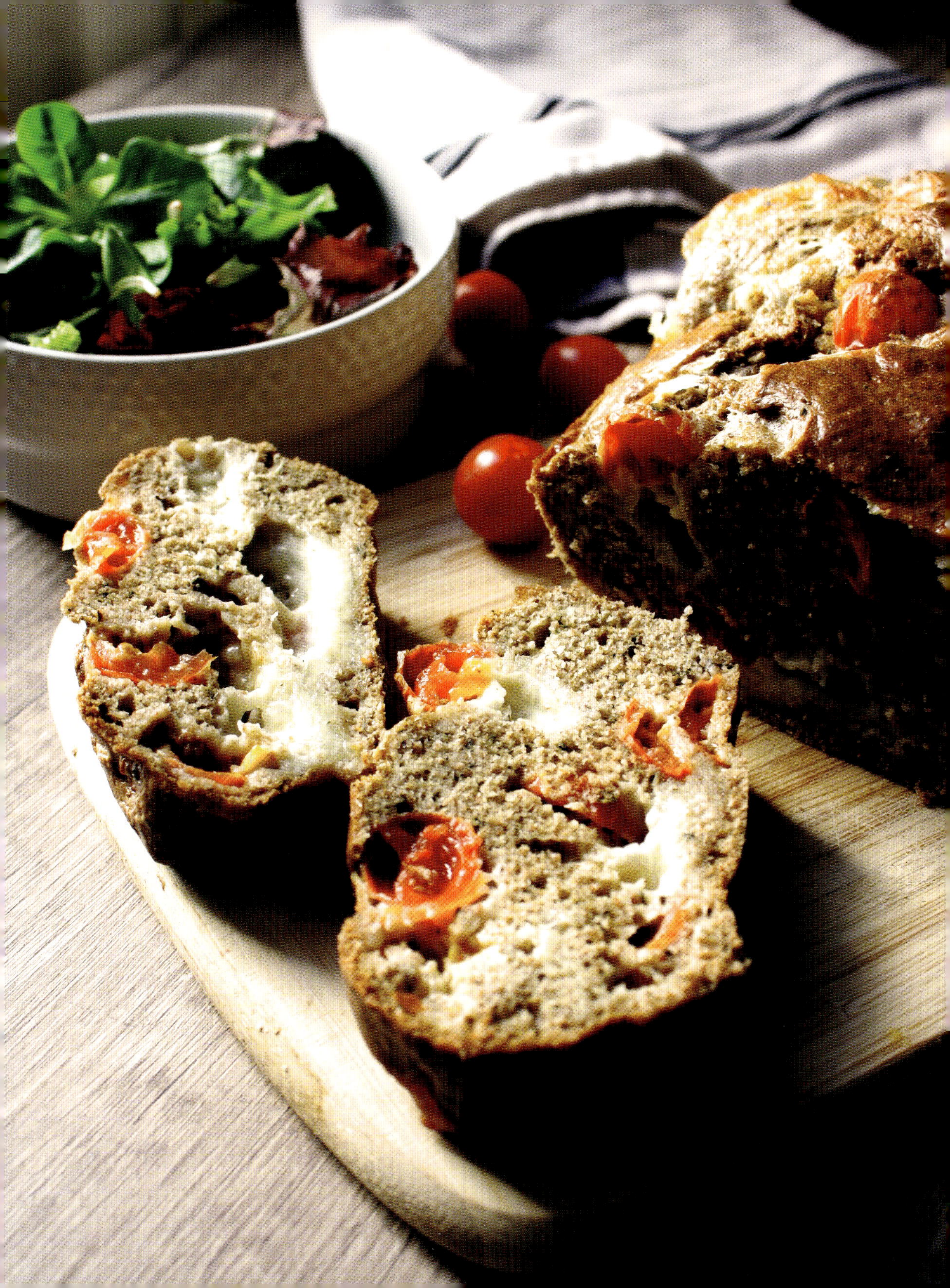

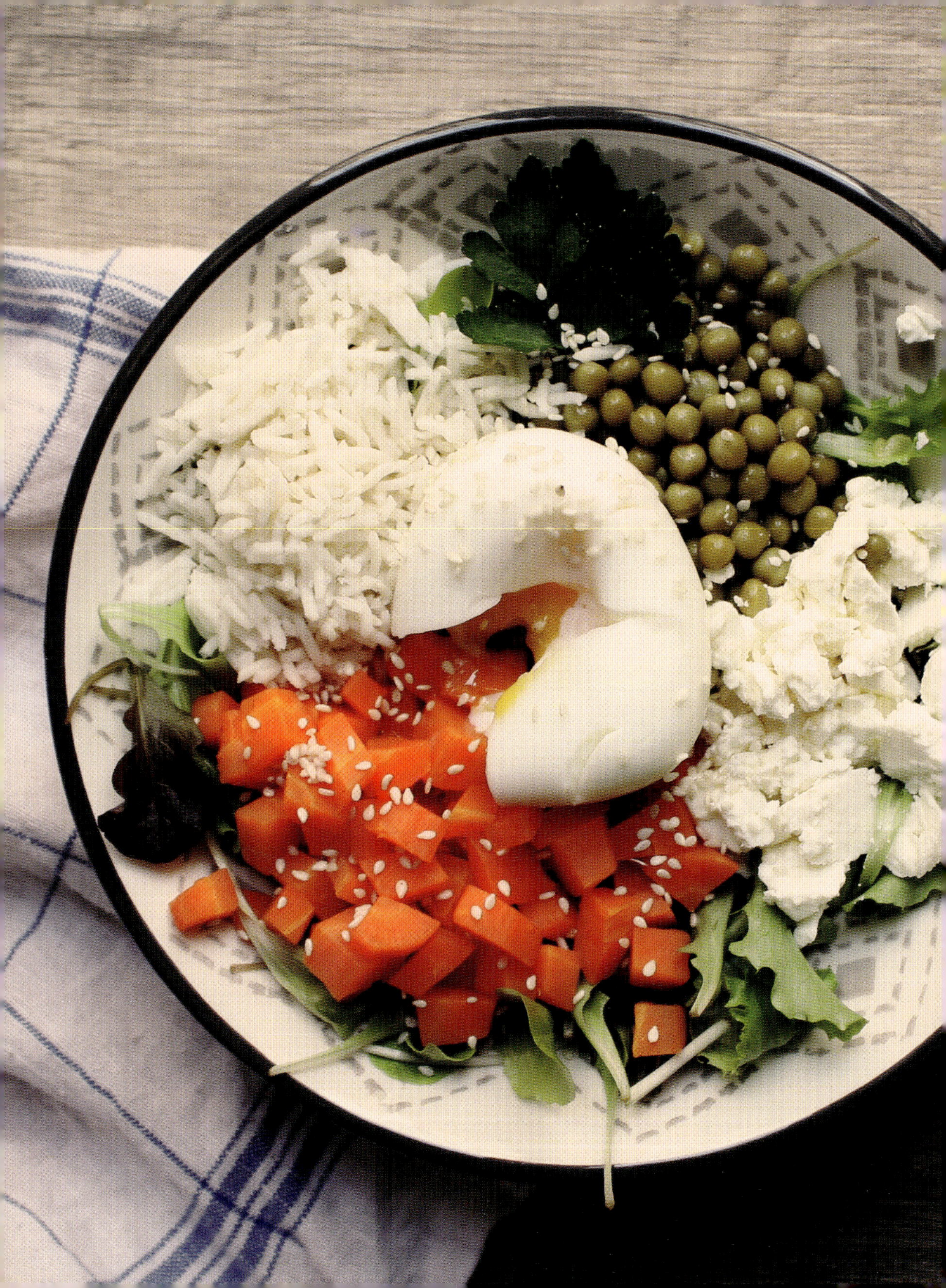

Buddha Bowl aux carottes et œuf mollet

Un bowl riche en protéines avec l'association de l'œuf, des légumineuses (petits pois) et des céréales (riz basmati).

Préparation

Pour 4 personnes

◆

250 g de petits pois en boîte

250 g de riz basmati

4 œufs

6 carottes

100 g de feta

1 bouquet de persil

Salade (mélange de jeunes pousses)

◆

Lavez et épluchez les carottes puis coupez-les en petits dés.

Faites-les cuire à la vapeur pendant une dizaine de minutes.

Faites cuire le riz basmati.

Rincez et égouttez les petits pois. Faites-les réchauffer quelques secondes au micro-ondes.

Faites cuire vos œufs 5 minutes dans une casserole d'eau portée à ébullition. (L'eau des carottes fera l'affaire !)

Coupez la feta en dés et hachez grossièrement le persil.

Dressez vos bowls : salade, petits pois, riz basmati, carottes, feta, persil, œufs. Arrosez le tout d'un filet d'huile d'olive. (Arrosez, pas noyez !)

Bon appétit !

Gratin de poivrons, tomates et chèvre

Un gratin de légumes gourmand qui sent bon l'été !

Pour 4 personnes

2 poivrons verts

2 poivrons jaunes

2 tomates

200 g de fromage de chèvre

1 bouquet de ciboulette

4 œufs

250 ml de crème de soja cuisine

2 cuillères à soupe de chapelure

Sel et poivre

Préparation

Préchauffez le four à 180 degrés.
Lavez les poivrons, retirez les pépins et coupez-les en lamelles.
Lavez et coupez les tomates en rondelles.
Dans un plat à gratin, déposez la moitié des lamelles de poivron, puis la moitié des rondelles de tomate, puis la moitié du fromage de chèvre.
Recommencez cette opération une seconde fois.
Dans un bol, mélangez les œufs, la crème de soja, la ciboulette hachée. Salez et poivrez.
Versez sur le gratin et saupoudrez de chapelure.
Enfournez pour 50 minutes.

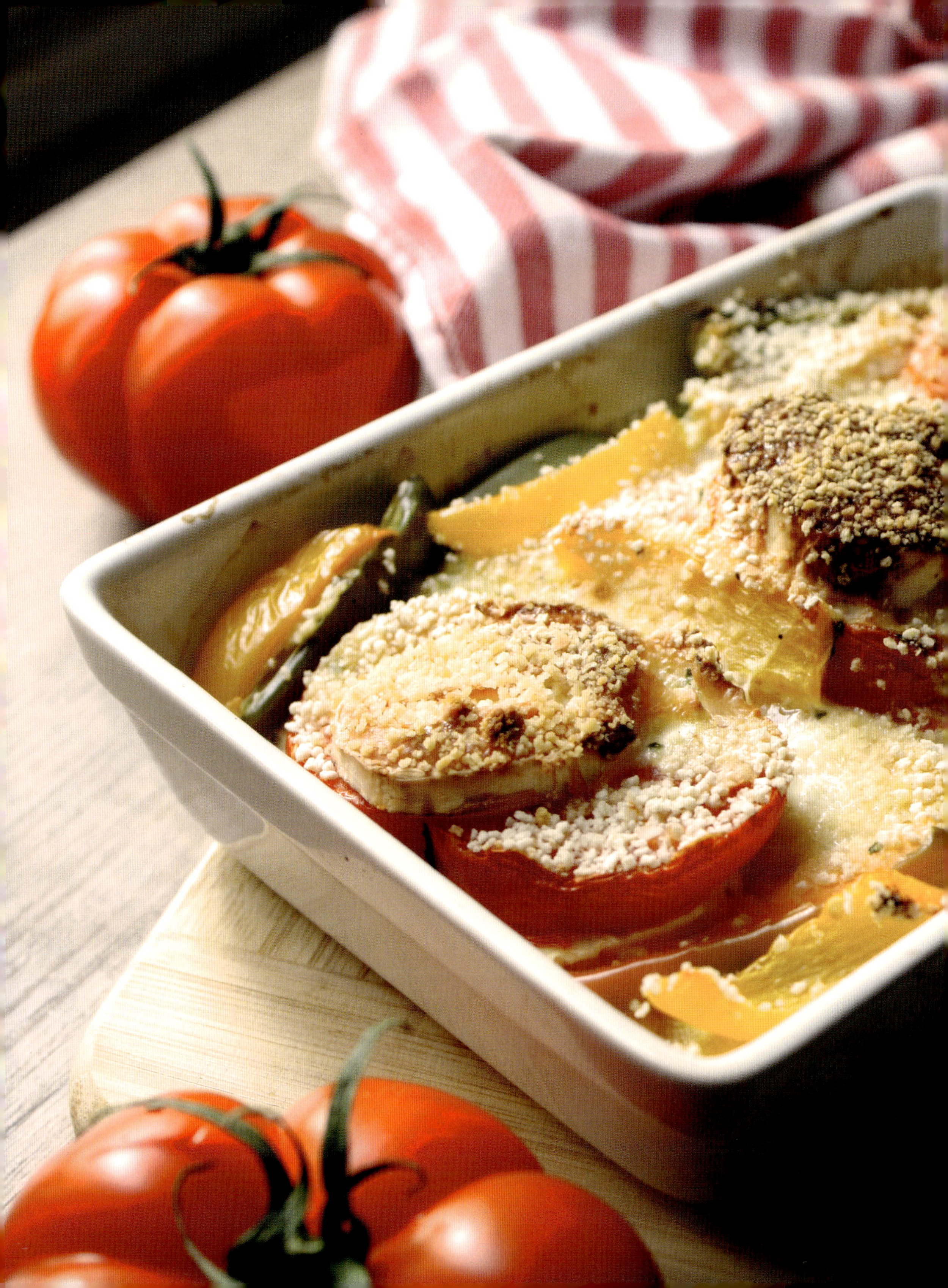

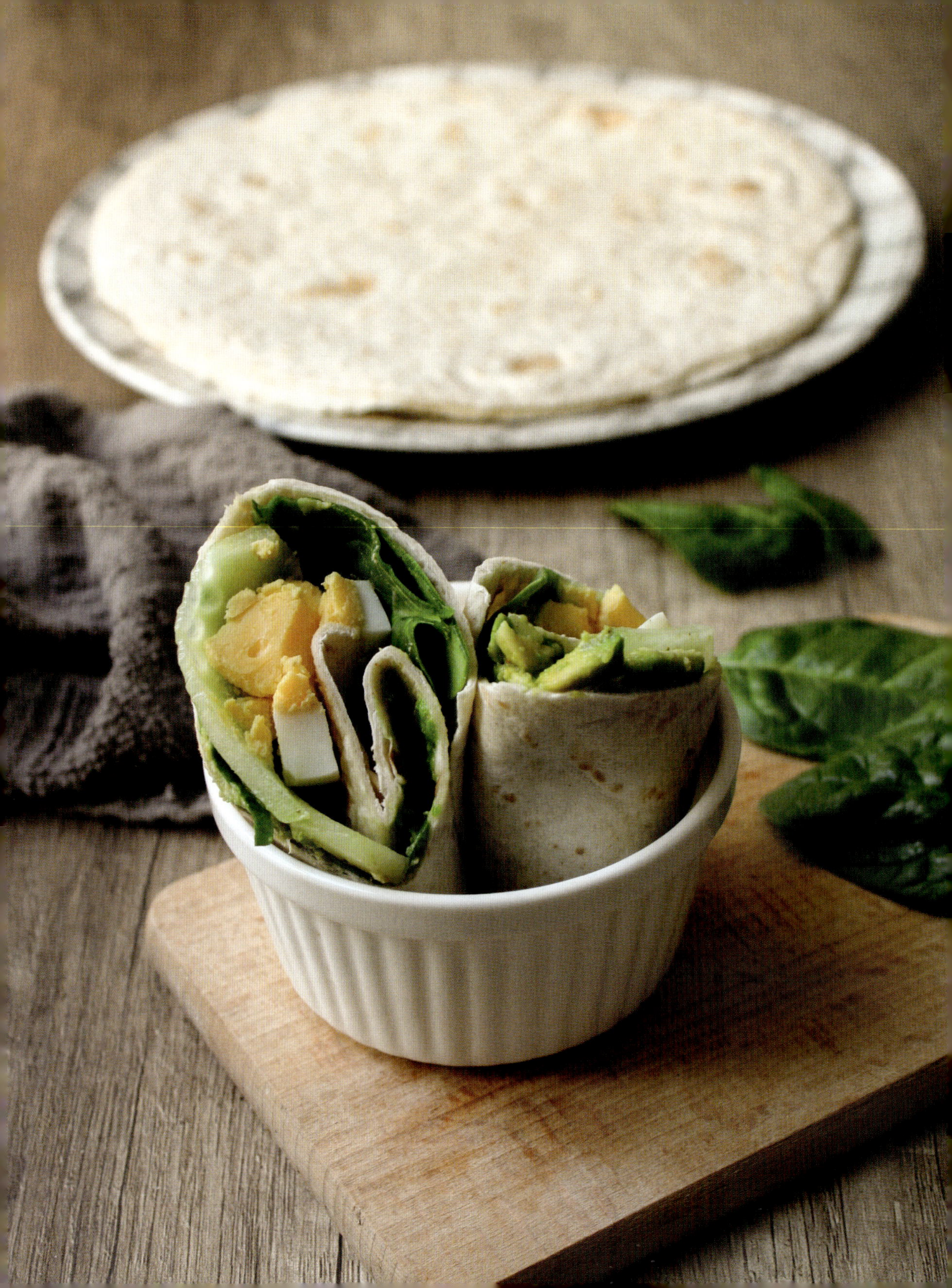

Green wrap

**Un wrap très vert et bien gourmand grâce au guacamole maison !
Idéal pour accompagner vos soirées Netflix !**

Préparation

Pour 4 personnes

4 tortillas de blé

4 œufs

2 avocats

1 cuillère à café de paprika

1 cuillère à café de cumin

1 concombre

2 poivrons verts

Huile d'olive

Pousses d'épinard

Enlevez la chair des avocats et déposez-la dans un bol. Ajoutez les épices, le sel et le poivre selon votre goût puis écrasez à la fourchette de manière à obtenir la texture d'un guacamole.
Coupez les poivrons en deux (Ne vous inquiétez pas, ils ne souffriront pas).
Enlevez les pépins puis hachez-les en petits dés.
Faites-les revenir avec un filet d'huile dans une poêle bien chaude. Laissez-les cuire jusqu'à ce qu'ils soient fondants.
Pendant ce temps, coupez le concombre en petits dés.
Déposez une tortilla sur une assiette. Avec une cuillère, étalez un quart du guacamole.
Ajoutez les dés de poivrons tièdes et les dés de concombre.
Recouvrez de feuilles d'épinard puis roulez la tortilla. Répétez l'opération encore trois fois !

Risotto de courgette et bleu

Du riz et du fromage. Que demande le peuple ? Voici un risotto super crémeux. Vous m'en direz des nouvelles.

Pour 4 personnes

300 g de riz pour risotto
2 courgettes
80 g de bleu d'Auvergne
Huile d'olive
120 ml de crème de soja

Préparation

Lavez et coupez les courgettes en fines rondelles. Faites-les revenir dans une poêle avec un filet d'huile d'olive.

Quand elles commencent à être dorées, ajoutez le riz. Ajoutez un verre d'eau et remuez jusqu'à ce que le liquide soit absorbé. Renouvelez l'opération jusqu'à ce que le riz soit cuit.

Après 15 minutes environ, ajoutez la crème de soja et le fromage coupé en dés. Mélangez pendant que le fromage fond.

Salez, poivrez et savourez !

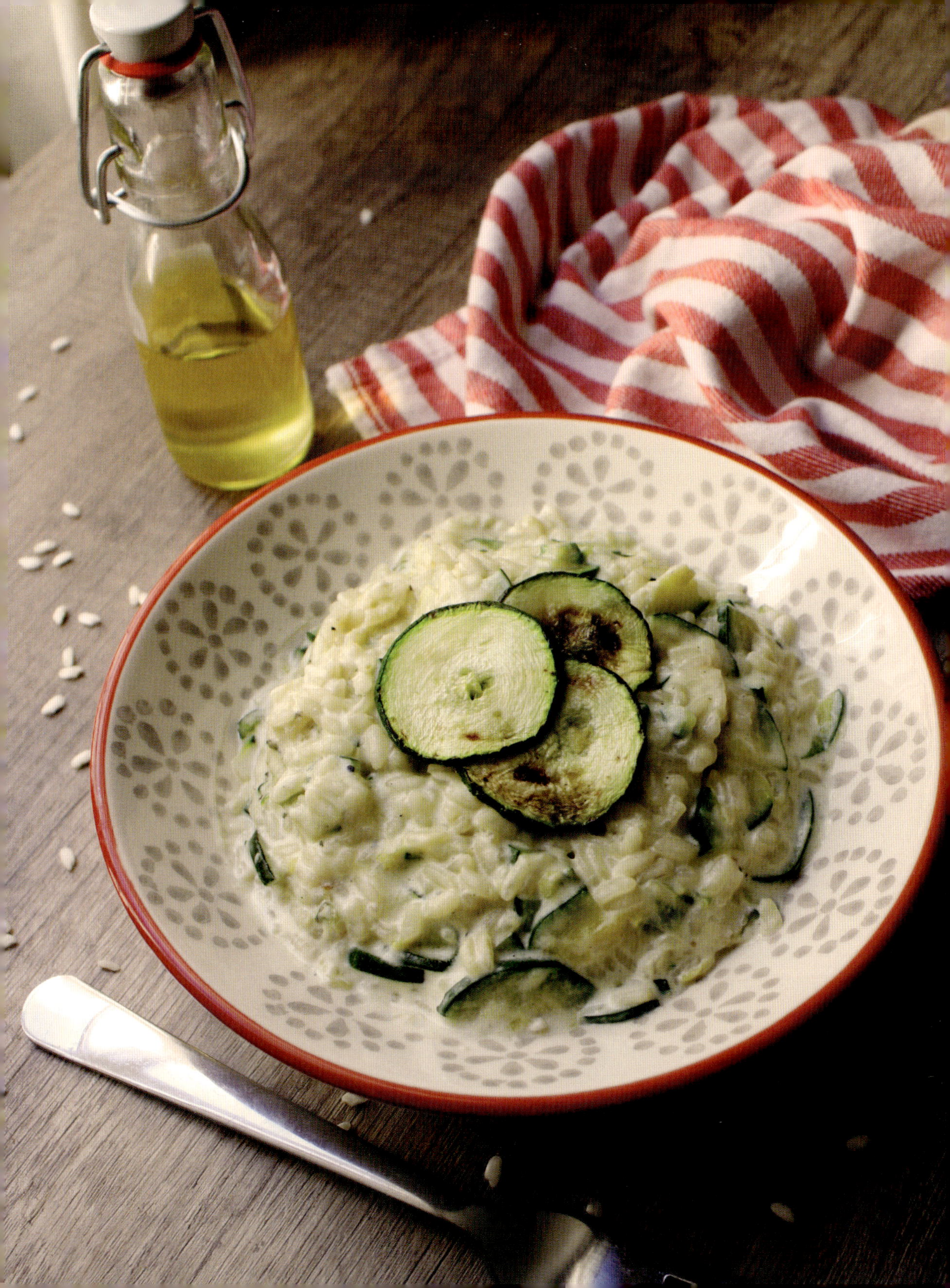

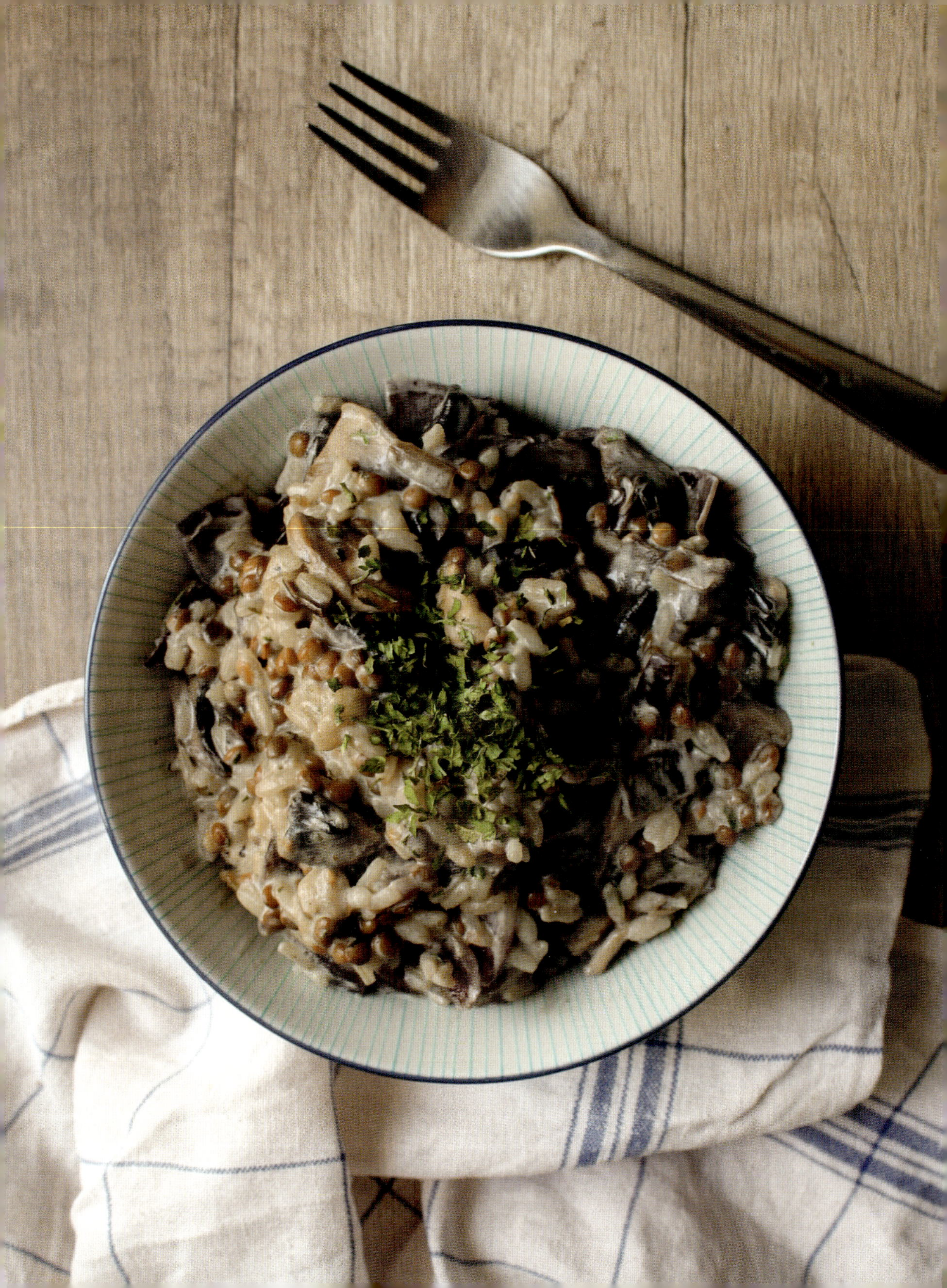

Risotto crémeux aux champignons

Et puisqu'on est sur le risotto, la version aux champignons est pas mal non plus !

Préparation

Pour 4 personnes

600 g de champignons de Paris

150 g de riz à risotto

150 g de lentilles en conserve

50 cl de bouillon de légumes

20 cl de crème de soja

1 oignon rouge

Persil

Huile d'olive

Pelez et émincez l'oignon rouge. Faites-le revenir dans une cocotte avec un filet d'huile d'olive. Un filet, on a dit !

Lavez les champignons et coupez-les en lamelles. Ajoutez-les dans la cocotte pour qu'ils deviennent copains avec les oignons.

Débarrassez le tout dans un saladier. Dans la cocotte chaude, versez le riz.

Ajoutez un verre d'eau et laissez réduire à feu doux. Ajoutez ensuite le bouillon de légumes, cuillère après cuillère. (Il doit être bien absorbé avant d'ajouter la cuillère suivante)

Laissez cuire le riz environ 20 minutes en remuant sans cesse.

Remettez les champignons et les oignons dans la cocotte. Ajoutez les lentilles, la crème de soja et le persil frais haché puis mélangez.

Salez, poivrez et servez aussitôt !

Salade de pâtes

La salade de pâtes idéale pour faire manger du tofu à « monsieur ».
« Chériiii, ce soir je fais des pâtes. »

Préparation

Pour 4 personnes

250 g de penne

400 g de tofu à l'ail des ours

1 grappe de tomates cerise

2 avocats

Persil

Graines de courge

Pour la vinaigrette :

2 cuillères à soupe d'huile d'olive

1 cuillère à soupe de vinaigre de vin rouge

1 échalote émincée

Poivre (à votre convenance)

Faites cuire vos pâtes al dente dans l'eau bouillante. Attention à respecter le temps de cuisson. Une salade de pâtes en bouillie, c'est drôlement moins bon.

Une fois cuites, passez les pâtes sous l'eau froide pour arrêter la cuisson, et réservez.

Coupez le tofu à l'ail des ours en petits dés. Faites-les revenir dans une poêle jusqu'à ce qu'ils soient dorés.

Ôtez la chair de l'avocat et coupez-la en dés.

Lavez et coupez les tomates en dés.

Dans un saladier, mélangez tous les ingrédients : pâtes, dés de tofu, tomates, avocat et graines de courge.

Assaisonnez avec la vinaigrette maison et servez avec le persil frais grossièrement émincé.

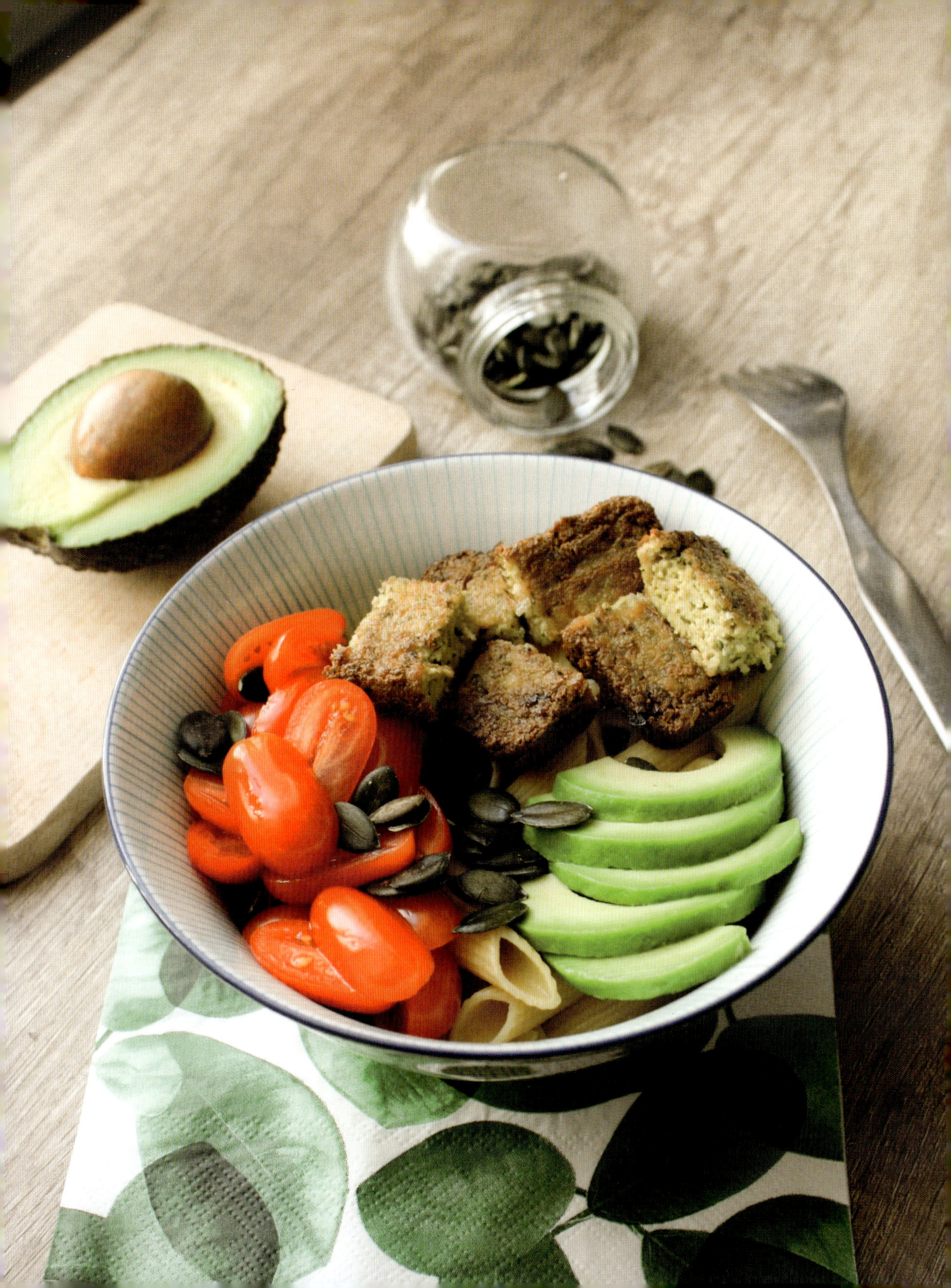

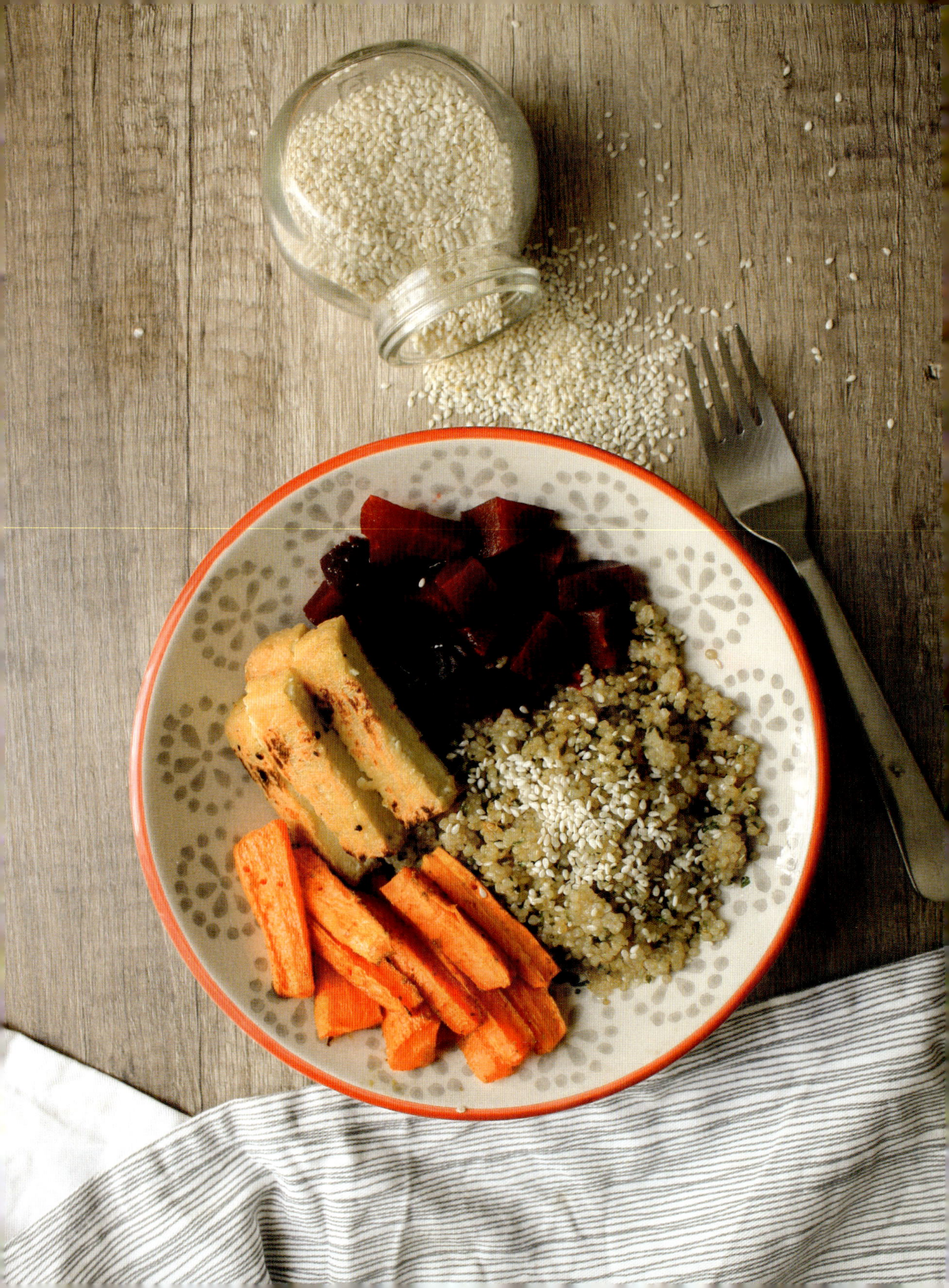

Quinoa croustillant et frites de carottes au cumin

Une envie de frites ? Essayez les frites de carottes ! Voici un bowl facile à préparer, équilibré et gourmand !

Préparation

Pour 4 personnes

◆

8 carottes

Cumin

Huile d'olive

4 filets de tofu à la japonaise

300 g de quinoa

Graines de sésame

Persil

4 petites betteraves précuites

◆

Épluchez les carottes et coupez-les en frites.

Mettez-les dans un saladier et ajoutez deux cuillères à soupe d'huile d'olive, et une cuillère à café de cumin. Mélangez.

Déposez les carottes sur une plaque de cuisson et enfournez à 180 degrés pendant 40 minutes.

Pendant ce temps faites cuire le quinoa dans une casserole d'eau bouillante.

Lorsqu'il est prêt, faites-le revenir dans une poêle avec un cuillère à soupe d'huile d'olive, deux cuillères à soupe de graines de sésame, une cuillère à café de cumin et le persil haché.

Dans la même poêle, faites revenir les filets de tofu pendant 4 minutes de chaque côté.

Découpez les betteraves en petits dés.

Dressez vos assiettes : quinoa croustillant, frites de carottes au cumin, betterave et filet de tofu.

Patate douce farcie au fromage frais et brocoli

Une façon gourmande de faire manger des brocolis à ceux qui ne sont pas leurs amis.

Préparation

Pour 4 personnes

4 petites patates douces

200 g de fromage frais au lait de brebis

1 brocoli

Muscade

Huile d'olive

Persil

Sel, poivre

Préchauffez le four à 180 degrés.

Lavez les patates douces.

Coupez-les en deux puis déposez-les sur une plaque de cuisson. Enfournez pour une heure.

Pendant ce temps, faites cuire les têtes de brocoli dans une casserole d'eau bouillante, 15 minutes environ.

Dans un saladier, réduisez en purée le fromage frais, les brocolis, le persil haché, le sel et le poivre.

Une fois cuites, coupez les patates douces en deux.

Enlevez ⅔ de la chair et réservez.

Garnissez les patates avec la purée de fromage et les brocolis.

Dans un saladier, mélangez la chair des patates douces, un filet d'huile d'olive et une pincée de muscade.

Écrasez à la fourchette et servez en purée à côté des patates douces.

Alors, qui a dit qu'il n'aimait pas le brocoli ?

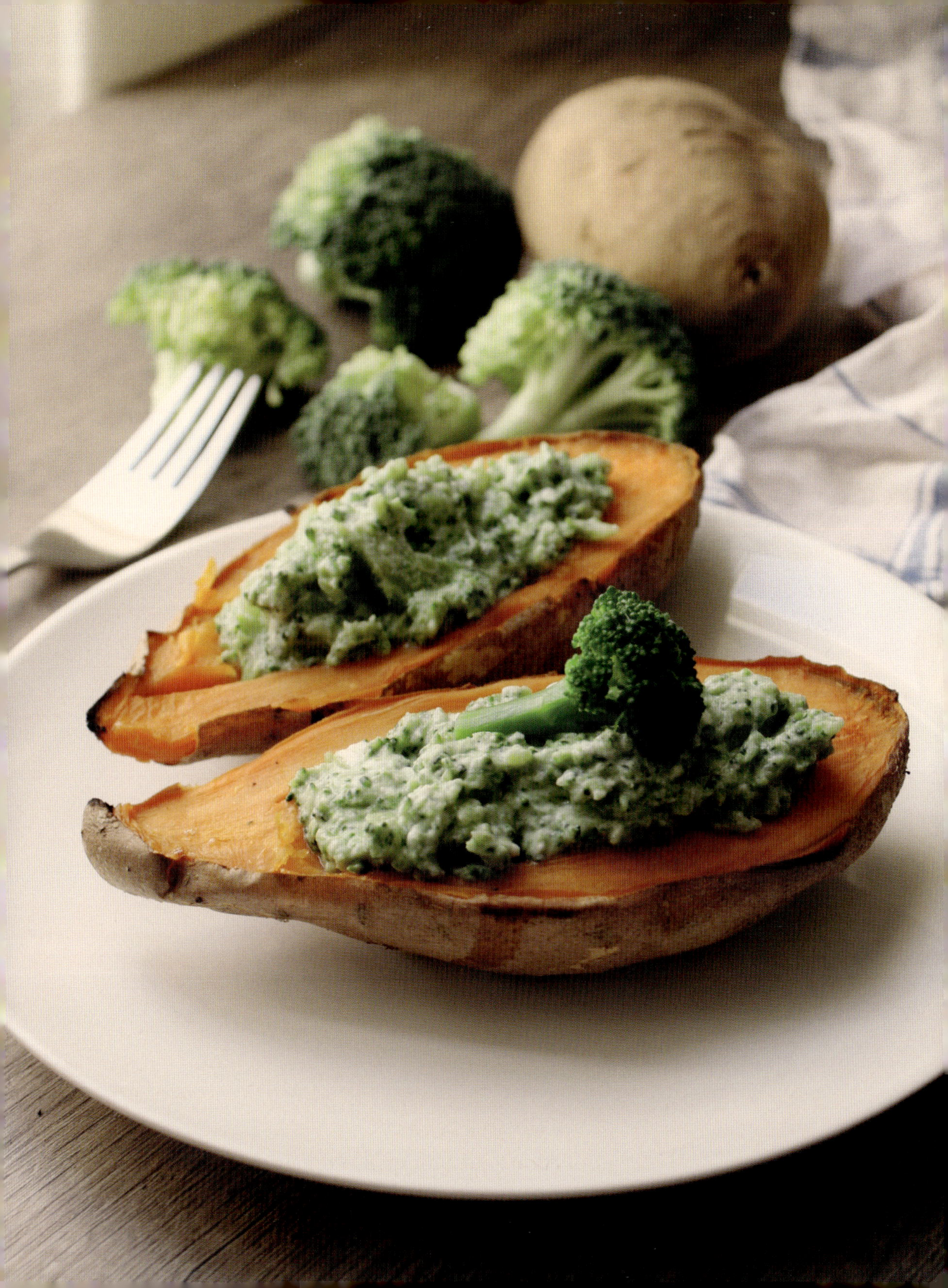

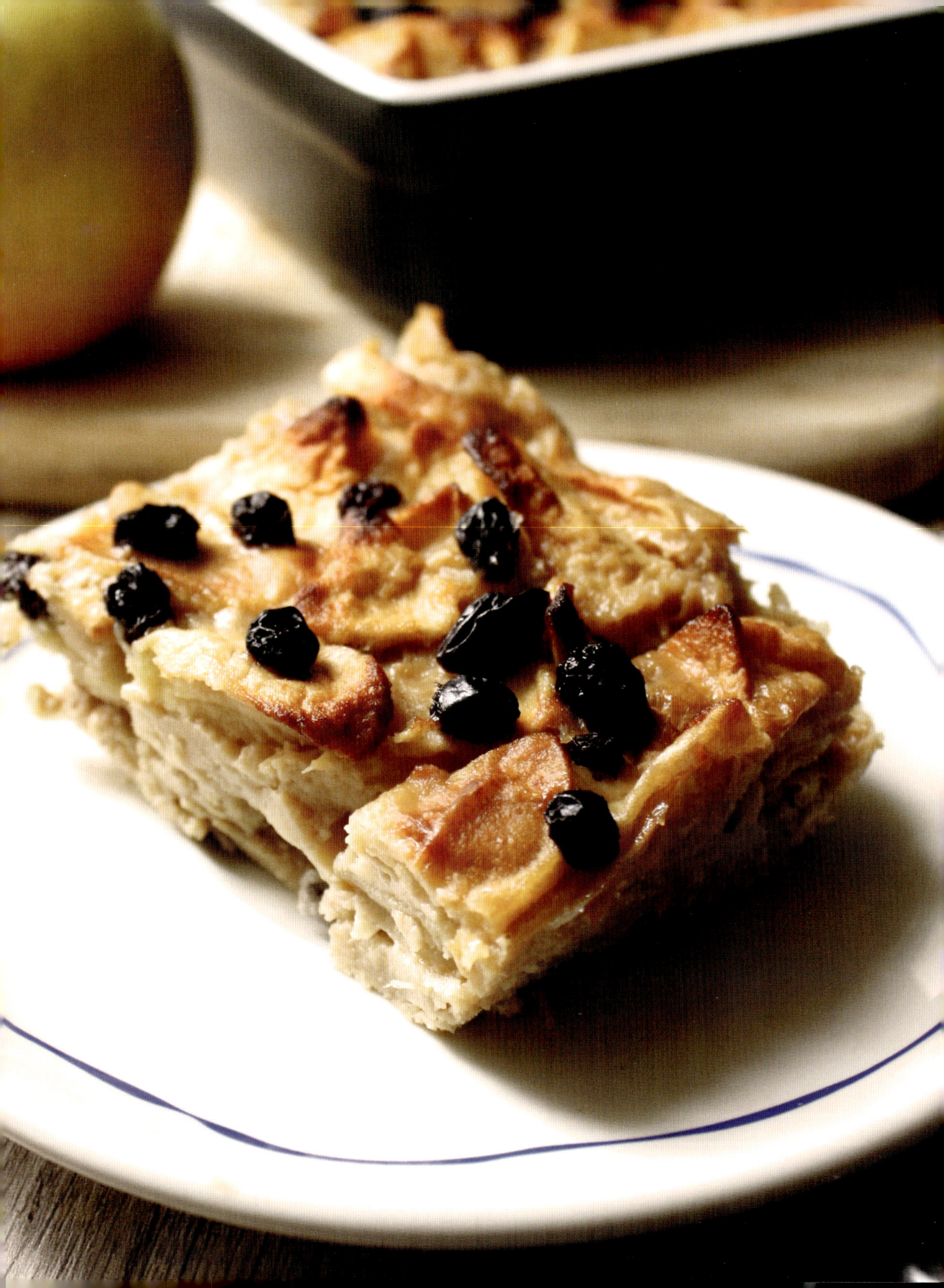

Clafoutis pomme cannelle

Un dessert gourmand et réconfortant, boosté par les bienfaits de la cannelle, une épice anti-inflammatoire et antioxydante.

Préparation

Pour 4 personnes

100 g de raisins secs

50 g de farine

50 g de sucre de coco

250 cl de lait d'amande

2 œufs

2 pommes type Golden

1 cuillère à soupe de cannelle en poudre

Préchauffez le four à 180 degrés.
Après l'avoir épluchée, évidez et coupez la pomme en dés.
Dans un saladier, mélangez la farine, le sucre, et la cannelle.
Ajoutez les raisins secs, les œufs puis versez le lait tout en remuant.
Déposez les dés de pomme dans un plat à tarte puis recouvrez avec la préparation.
Enfournez pour une demi-heure environ.
Laissez refroidir avant de déguster. Un peu de patience !

Porridge poire chocolat

Un petit-déjeuner chocolaté, à base de flocons d'avoine qui favorisent un poids santé par leur teneur en fibres solubles. Bon et puis, qui n'aime pas l'association poire et chocolat ?!

Préparation

Pour 1 personne

40 g de flocons d'avoine

15 cl de lait d'amande

1 cuillère à soupe de poudre de cacao

1 poignée de pépites de chocolat

1 poire

Mettez le lait d'amande à chauffer à feu doux dans une casserole.

Ajoutez les flocons d'avoine et la poudre de cacao. Mélangez régulièrement pendant 5 minutes. Arrêtez de regarder votre portable sinon ça va brûler.

Lavez, épluchez et épépinez la poire. Coupez-en la moitié en petits dés et ajoutez-les au porridge. Poursuivez la cuisson pendant 3 minutes.

Servez dans un bol. Déposez les pépites de chocolat sur le porridge et le reste de la poire crue découpée en fines lamelles.

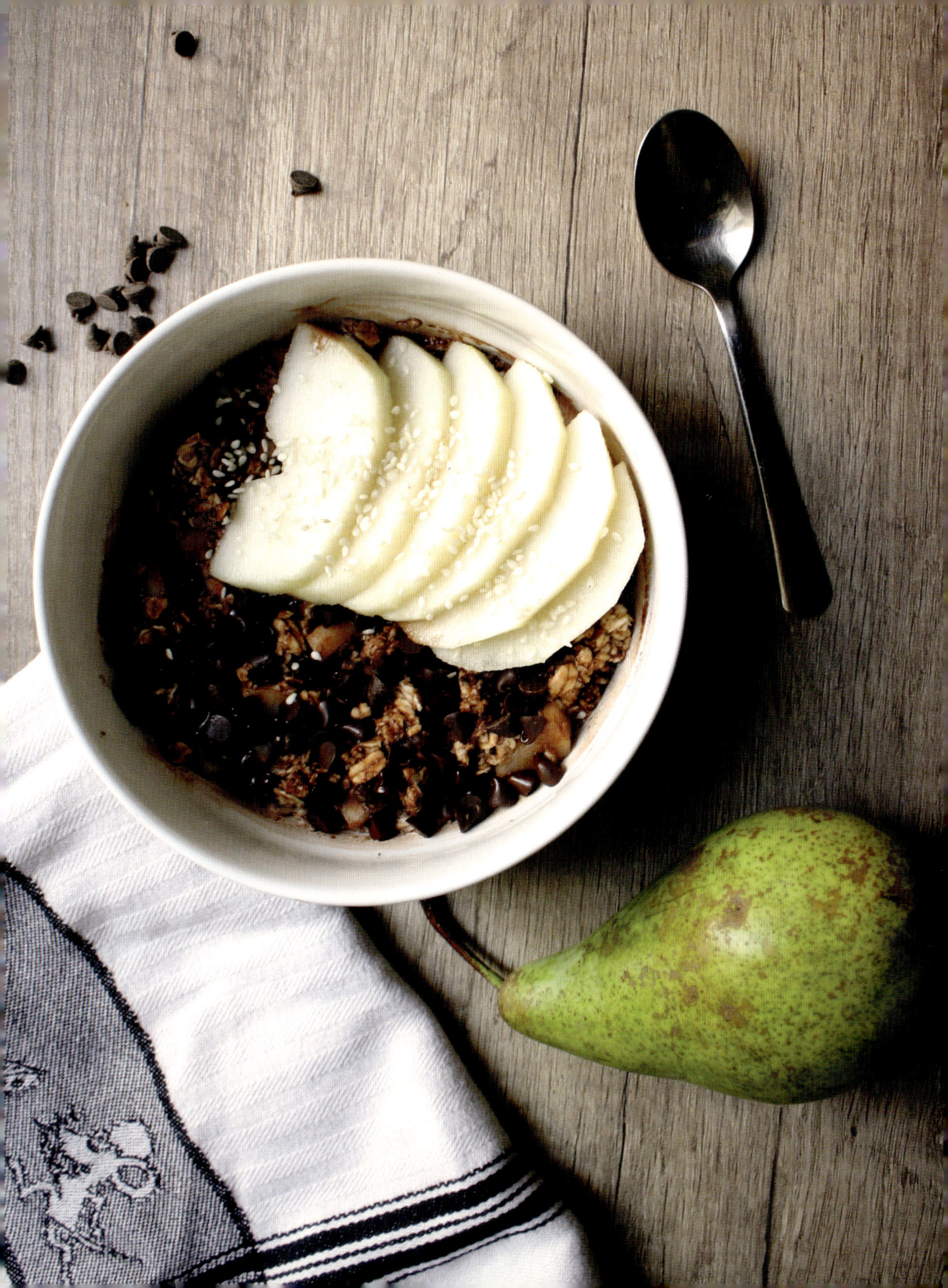

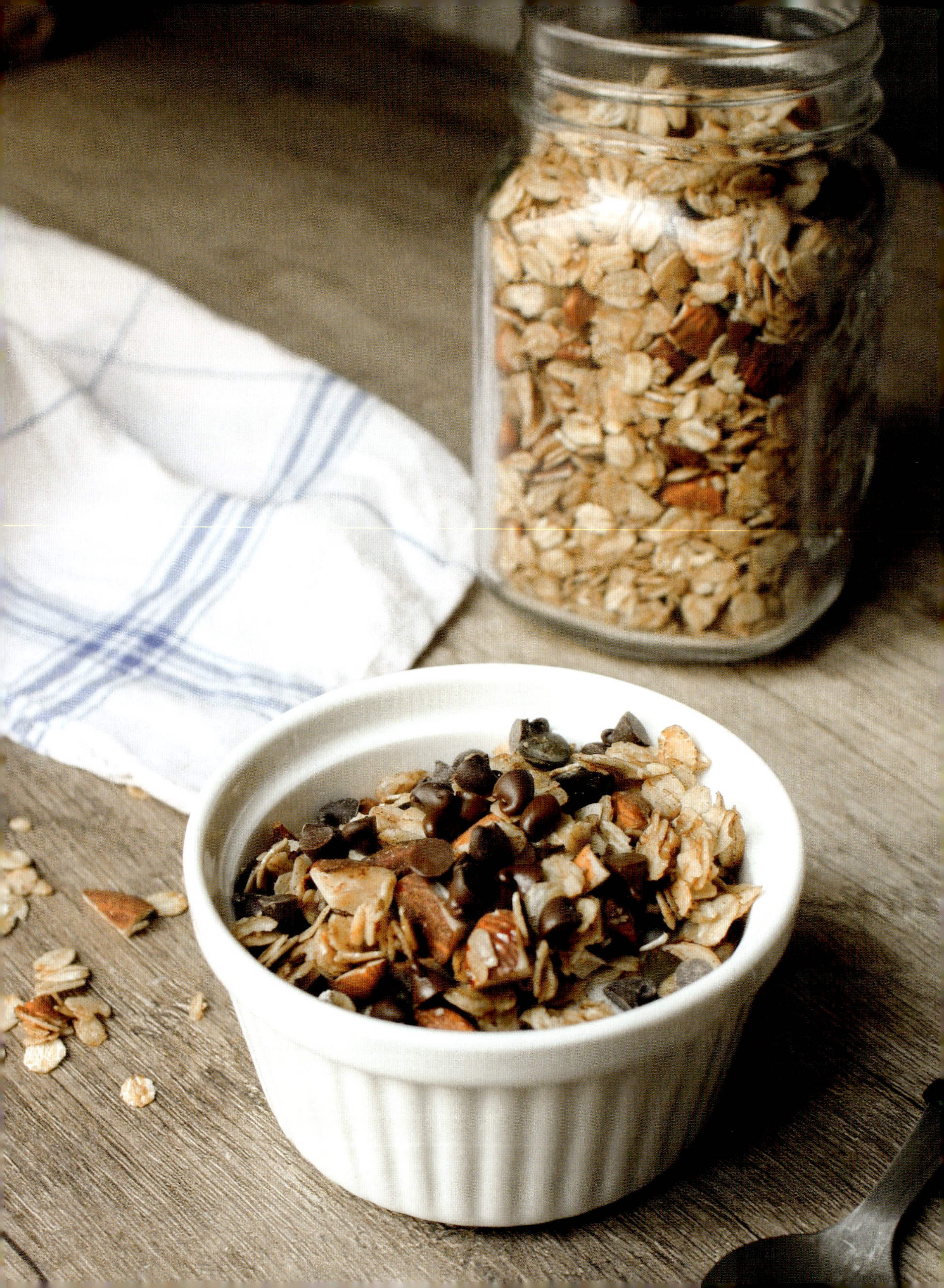

Granola chocolat amande

Préparé à l'avance, le granola est le petit-déjeuner gourmand et pratique qui plaît à tout le monde.

Pour un bocal

300 g de gros flocons d'avoine

100 g d'amandes

50 g de graines de courges

3 cuillères à soupe d'huile de sésame

3 cuillères à soupe de miel

1 cuillère à café rase de cannelle

150 g de pépites de chocolat noir

Préparation

Préchauffez votre four à 150 degrés.
Concassez grossièrement les amandes.
Dans un saladier, mélangez les flocons d'avoine, les amandes, les graines de courge, la cannelle, le miel et l'huile de sésame.
Déposez le tout sur une plaque de cuisson recouverte de papier sulfurisé.
Enfournez pour 10 minutes, puis remuez votre granola. Renouvelez cette opération encore deux fois.
Après 30 minutes de cuisson, le granola est prêt.

Conseil

Conservez-le dans un bocal ou une boîte hermétique pour qu'il garde son croquant. (Je vous ai vu piocher dans la boîte)

Brownie à la betterave

Une pâtisserie ultra gourmande et sans matière grasse. Promis, juré, on ne sent pas la betterave !

Pour 8 parts

200 g de chocolat noir pâtissier

300 g de betterave cuite

2 œufs

100 g de farine complète

1 cuillère à café de bicarbonate

50 g de noix

50 g de sucre de coco

Préparation

Faites fondre le chocolat dans un saladier, au micro-ondes.

Mixez la betterave pour obtenir une purée et ajoutez-la dans le saladier avec le chocolat. Ajoutez également les œufs puis mélangez.

Terminez en ajoutant les ingrédients secs : farine, sucre, bicarbonate et noix grossièrement concassées.

Versez la préparation dans un moule carré et enfournez 15 minutes à 180 degrés.

Rapide et efficace ce petit brownie à la betterave, non ?

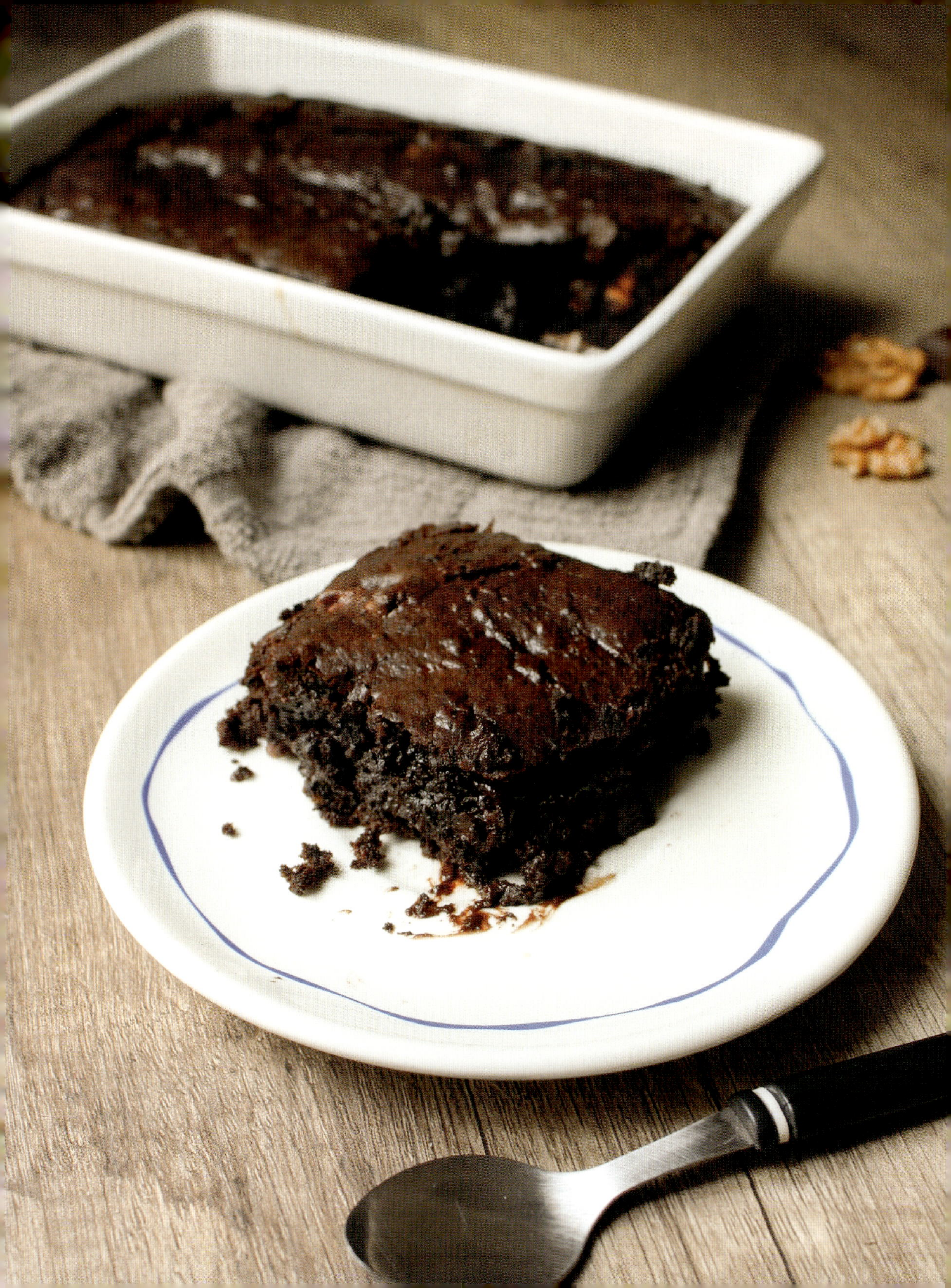

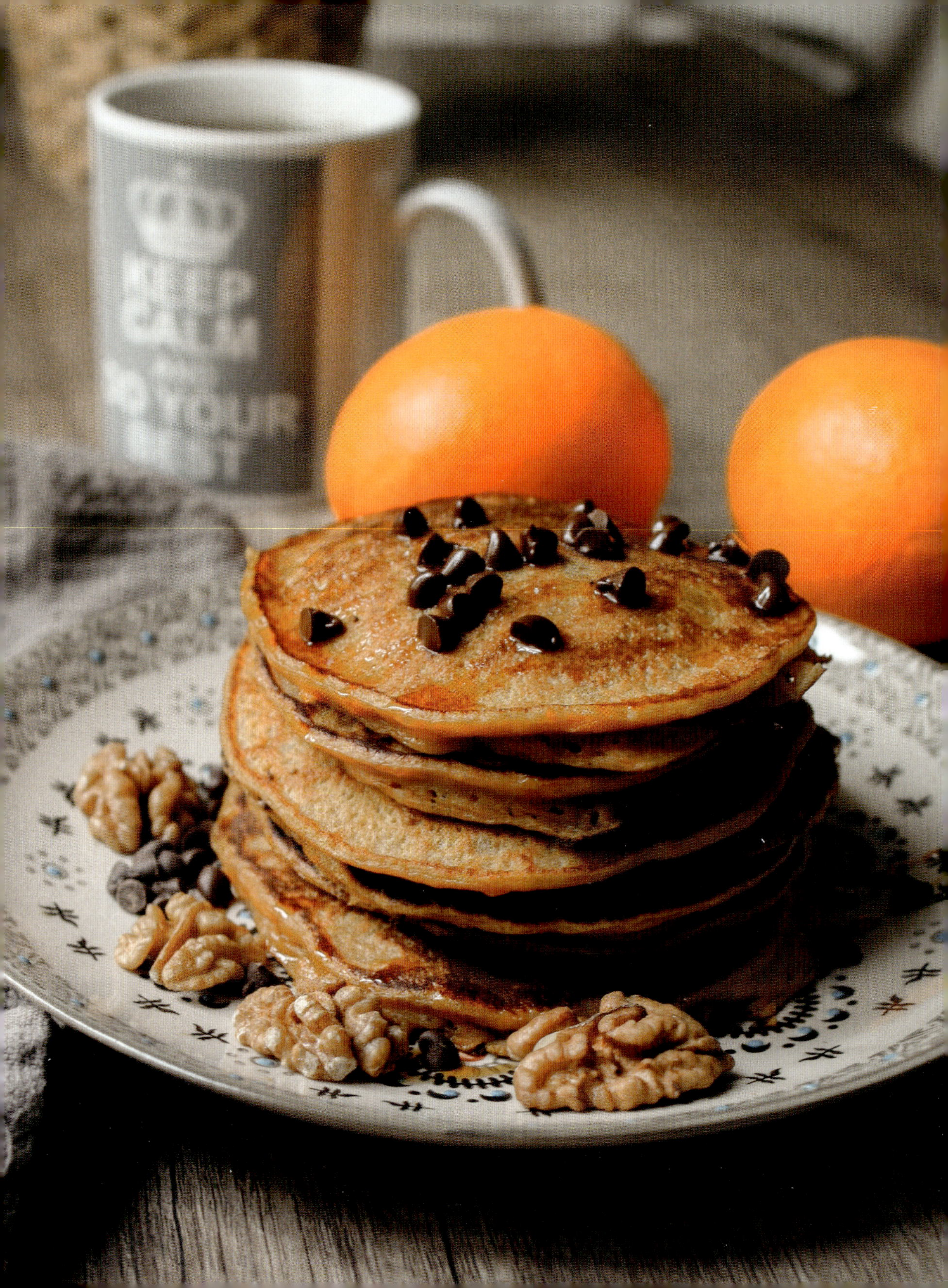
KEEP
CALM
DO YOUR

Pancakes à la patate douce

Des pancakes tout doux à base de patate douce pour faire le plein de vitamines A, B2, B5, B6 et C ! Elle est sympa cette patate.

Préparation

Pour 6 pancakes

400 g de patate douce

2 œufs

100 g de farine

100 ml de lait d'amande

1 cuillère à café d'arôme vanille

1 cuillère à café de bicarbonate

Épluchez la patate douce et coupez-la en gros cubes.

Versez-les dans une casserole d'eau bouillante et laissez cuire une vingtaine de minutes.

Dans un saladier, écrasez la patate douce à la fourchette pour obtenir une purée.

Ajoutez les œufs et le lait d'amande, puis mélangez.

Ajoutez la farine, l'arôme vanille et le bicarbonate, puis mélangez.

Dans une poêle bien chaude et légèrement huilée, versez une louche de pâte. Quand le pancake commence à faire des bulles, vous pouvez le retourner.

Répétez l'opération encore et encore !

Conseil

Je ne sucre pas la pâte car je préfère ajouter des toppings au moment de la dégustation : miel, pépites de chocolat, confiture, pâte à tartiner…

Compote pomme banane

Un dessert ultra simple et sain à toujours avoir dans le frigo. (Vous avez le droit de la manger au goûter aussi, hein !)

Pour 4 personnes

3 pommes Golden

2 bananes

1 cuillère à café de cannelle

1 cuillère à café d'arôme vanille

Préparation

Épluchez et épépinez les pommes. Coupez-les en petits dés et placez-les dans une cocotte.

Épluchez et coupez la banane en rondelles. Déposez-les dans la cocotte.

Versez un verre d'eau sur les fruits ainsi que l'arôme vanille et la cannelle.

Laissez mijoter à feu doux pendant une heure en remuant toutes les 10 minutes.

Laissez refroidir et écrasez les fruits avant de déguster !

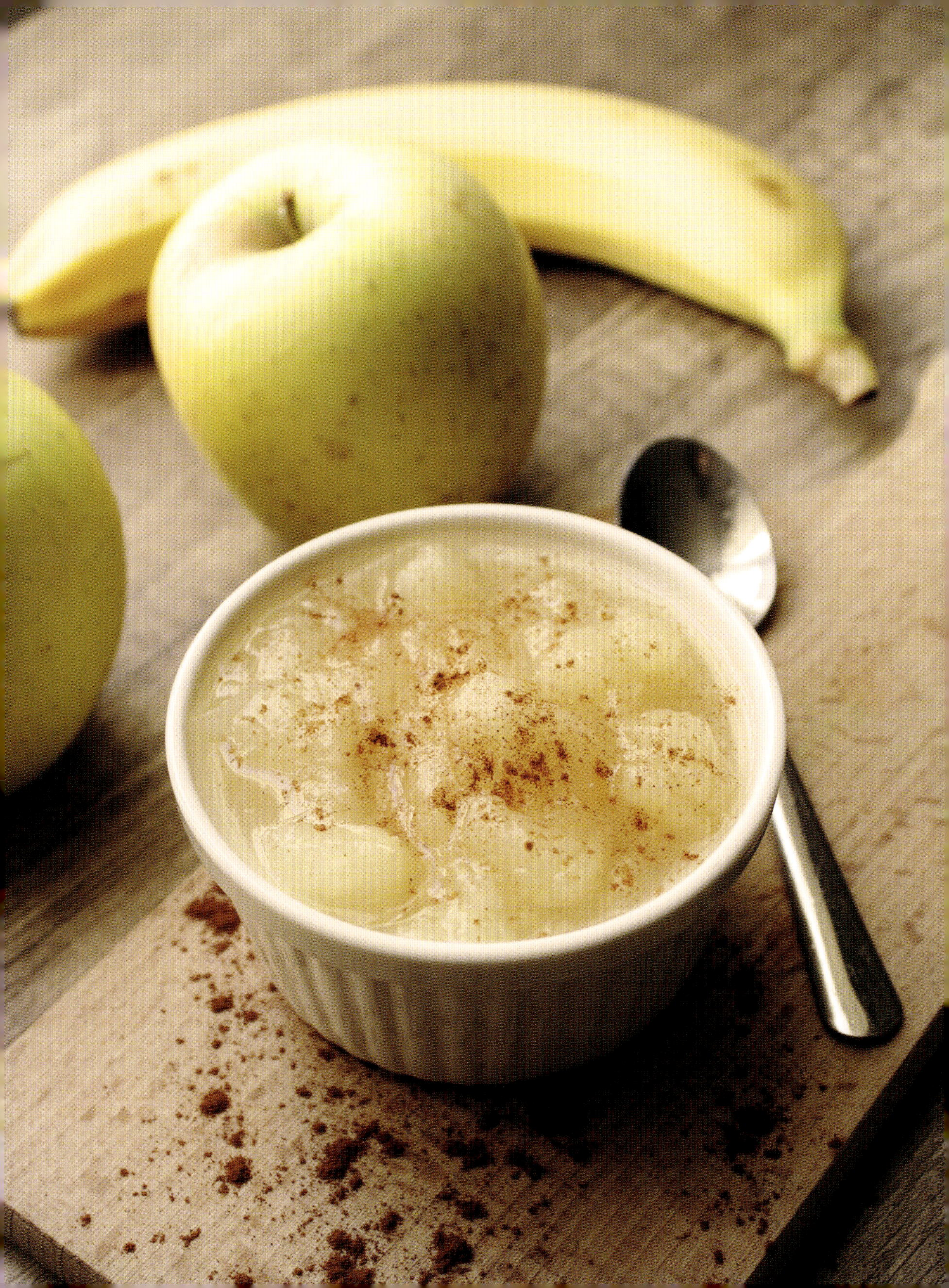

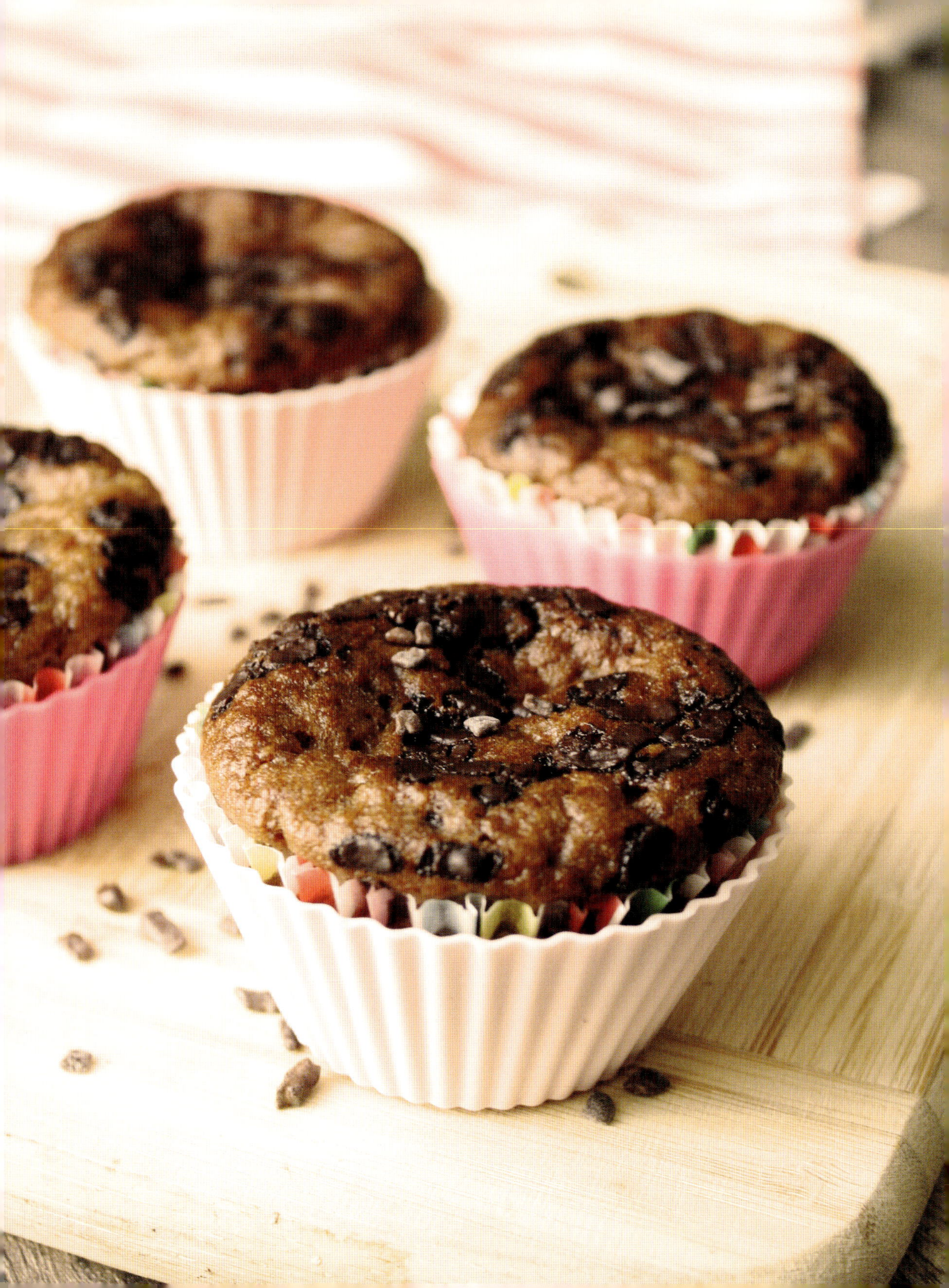

Muffins légers aux pépites de chocolat

Dans cette recette, je remplace la matière grasse par de la compote de pomme pour avoir un muffin léger et gourmand. Pas folle, la guêpe !

Pour 10 petits muffins

200 g de compote de pomme

2 œufs

100 g de pépites de chocolat noir

50 g de sucre de coco

180 g de farine d'avoine

60 ml de crème de soja

1 sachet de levure chimique

Préparation

Dans un saladier, mélangez la compote et les œufs.

Ajoutez la farine, la levure et le sucre puis mélangez bien.

Incorporez la crème de soja et mélangez à nouveau.

Remplissez les moules à muffins aux ¾. Stop, aux ¾ on a dit !

Enfournez dans un four préchauffé à 180 °C pour 20 minutes de cuisson environ.

Biscuits à la poudre de noisette, cœur au chocolat

Vous prendrez bien une petite gourmandise pour accompagner le thé ou le café ?

Préparation

Pour 8 biscuits

120 g de poudre de noisette

4 jaunes d'œuf

120 g de sucre de coco

80 g d'huile de coco

150 g de farine de blé

1 pincée de sel

1 cuillère à café de bicarbonate de soude

80 g de chocolat noir

Préchauffez le four à 190 degrés.
Dans un saladier, mélangez la poudre de noisette, le sucre de coco, la farine de blé, le bicarbonate de soude et le sel.
Ajoutez l'huile de coco fondue au micro-ondes et les jaunes d'œuf.
Mélangez pour obtenir une pâte homogène.
Formez des boules à la main. (Mais lavez-vous les mains d'abord, non mais ho)
Insérez un carré de 10 grammes de chocolat au creux de chaque boule de pâte. Refermez bien la boule.
Déposez les biscuits sur une plaque de cuisson recouverte de papier sulfurisé.
Enfournez 10 minutes et c'est prêt !

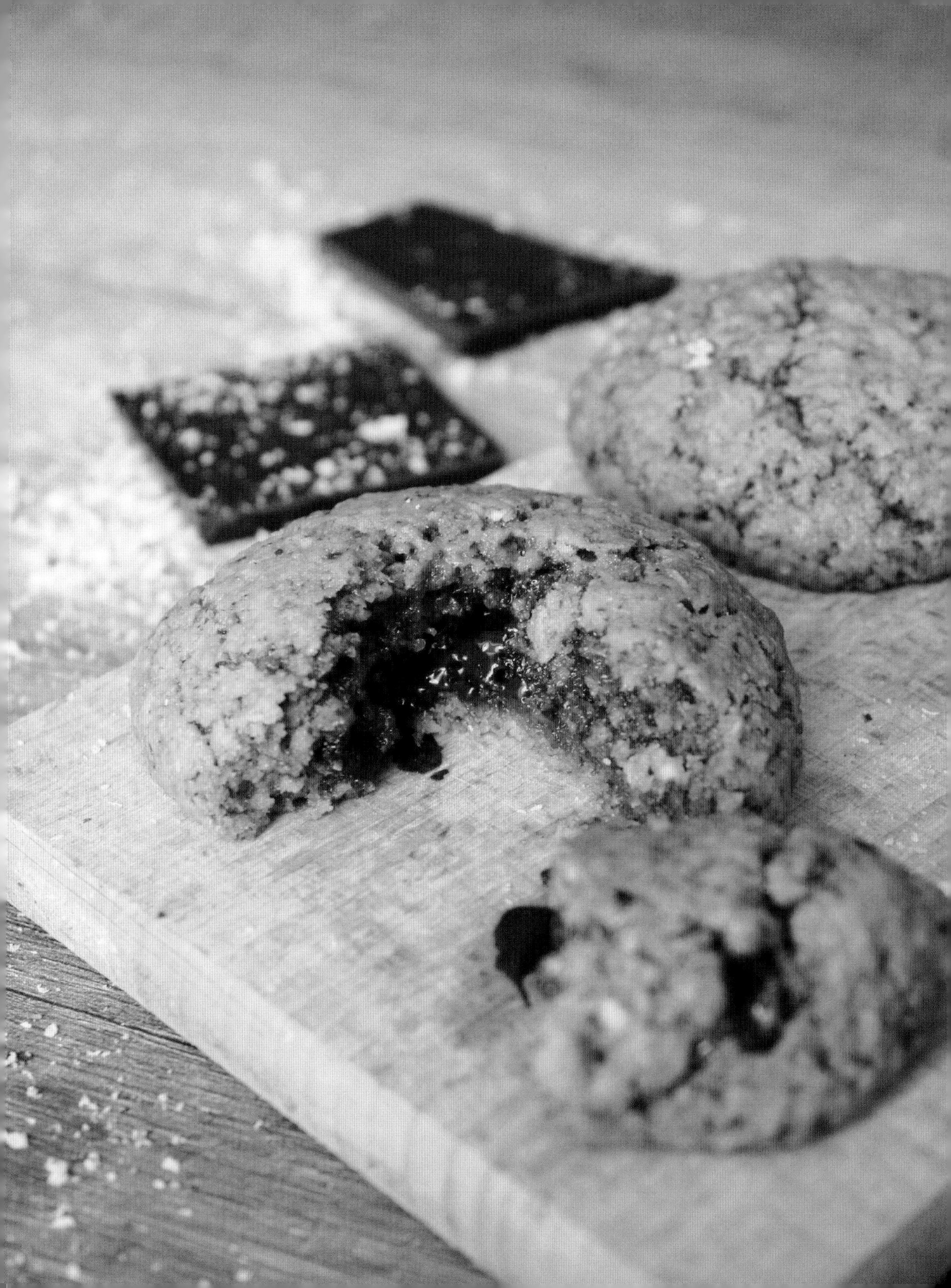

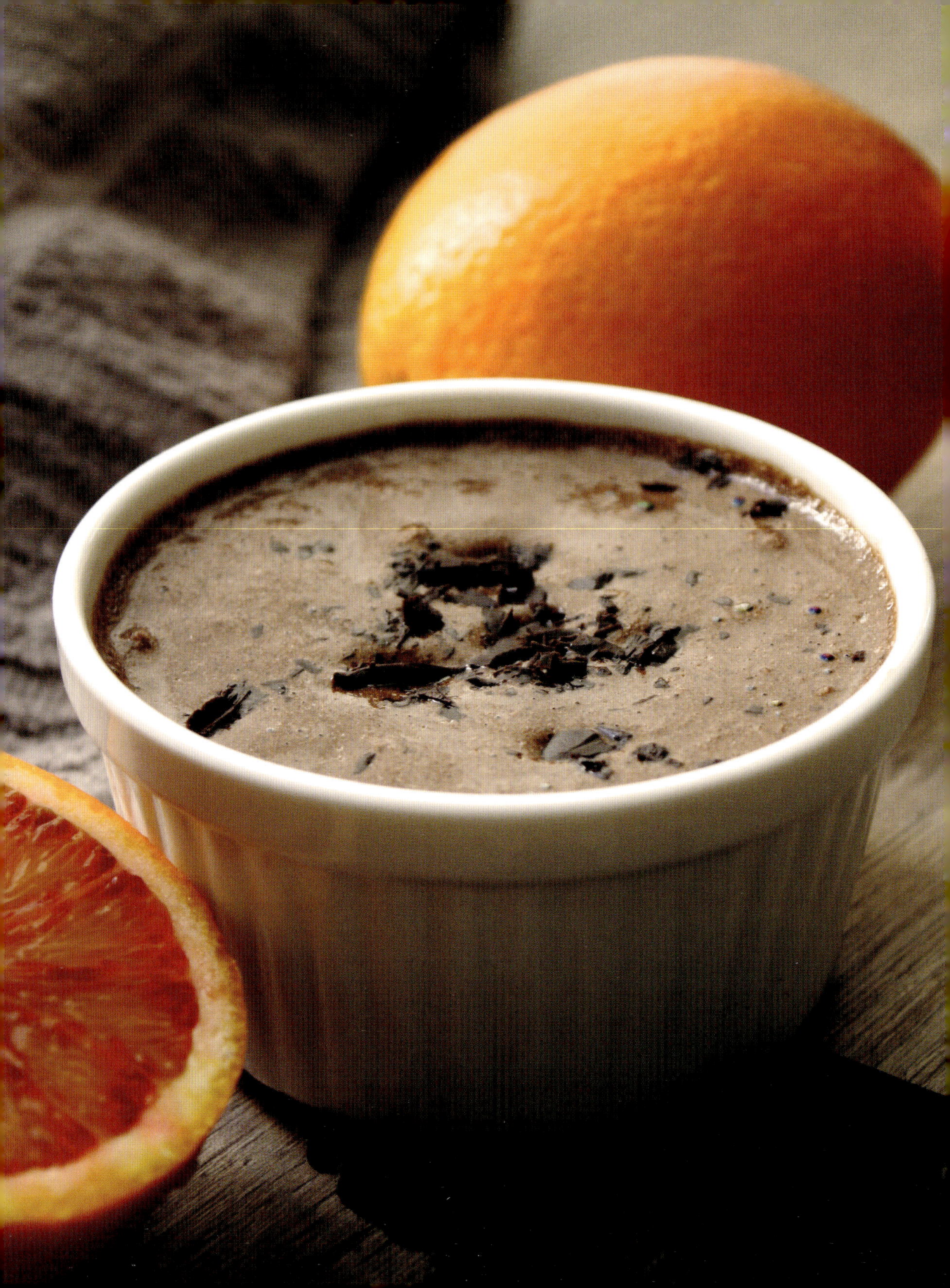

Mousse au chocolat et orange

Si vous consommez des pois chiches, gardez le jus. On l'utilise dans cette recette pour faire une mousse au chocolat sans œuf. Rien ne se perd, tout se transforme !

Préparation

Pour 4 personnes

1 pincée de bicarbonate

100 g de chocolat noir

40 g de sucre de coco

5 cl de lait de riz

150 ml de jus de pois chiches

1 orange

Faites fondre le chocolat au bain-marie avec le lait.

Avec un économe, râpez le zeste d'une demi-orange et ajoutez-le dans la casserole.

Dans un saladier, fouettez le jus de pois chiches au batteur électrique avec une pincée de bicarbonate.

Tout en fouettant, ajoutez le sucre en plusieurs fois, en mélangeant bien entre chaque incorporation.

Ajoutez le chocolat refroidi et mélangez délicatement avec une spatule en bois. Versez la préparation dans des petits pots et réservez au réfrigérateur pendant 4 heures.

Conseil

Le lendemain, c'est encore meilleur !

Tarte fine au citron

Parce qu'il paraît que le citron, c'est détox et plein de vitamine C !

Préparation

Pour une tarte de 6 parts

1 pâte sablée

100 g de sucre de coco

100 g d'huile de coco

2 cuillères à soupe de farine

3 œufs

3 citrons

Préchauffez le four à 200 degrés.
Déposez la pâte dans un moule à tarte.
Dans un saladier, mélangez les œufs et le sucre jusqu'à ce que le mélange soit mousseux et clair.
Ajoutez le jus des citrons, l'huile de coco et la farine.
Mélangez encore.
Versez l'appareil sur la pâte sablée et enfournez la tarte 40 minutes.
Quand elle est dorée, c'est prêt !

Conseil

Vous pouvez décorer la tarte avec quelques rondelles de citron !

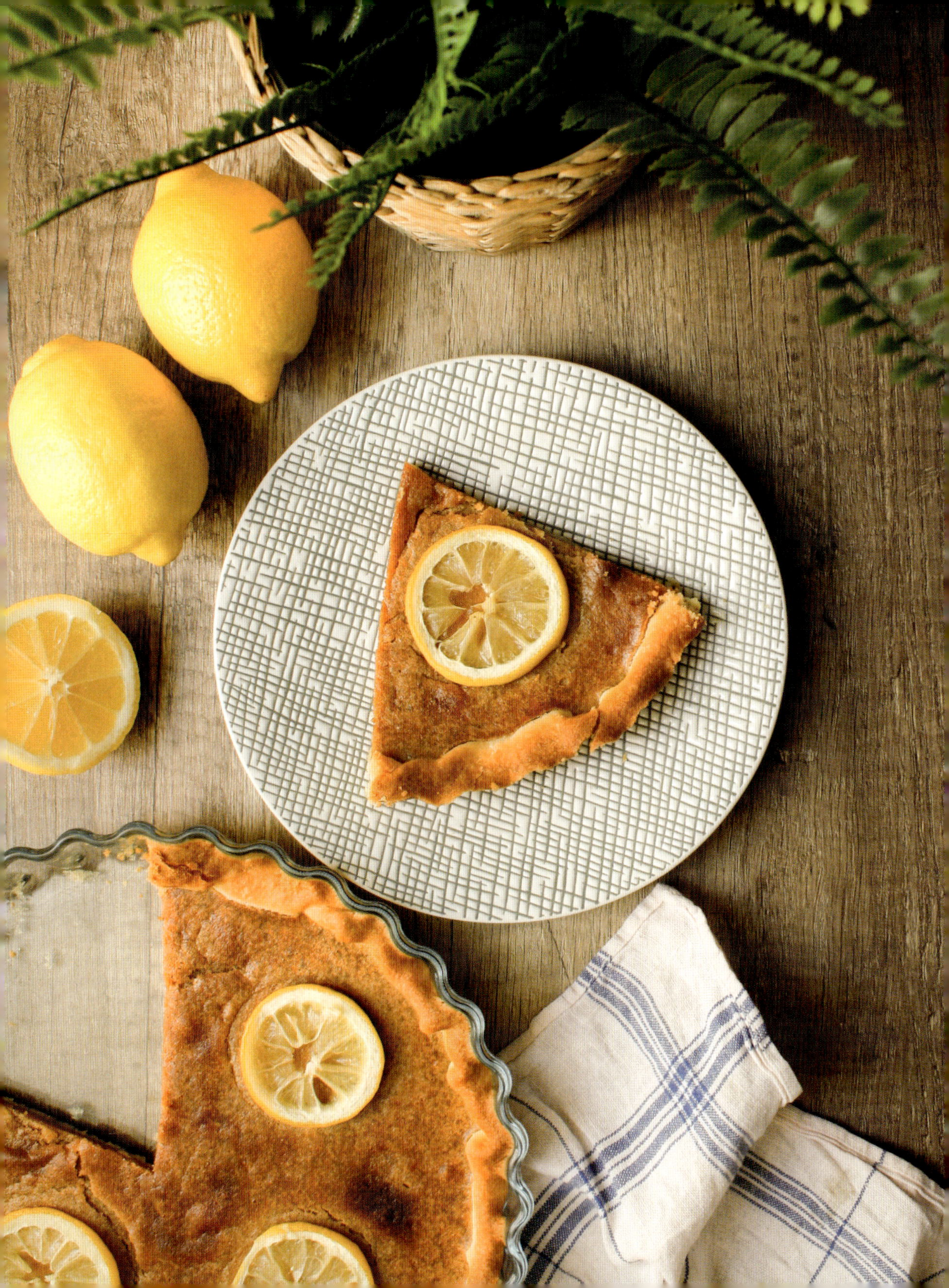

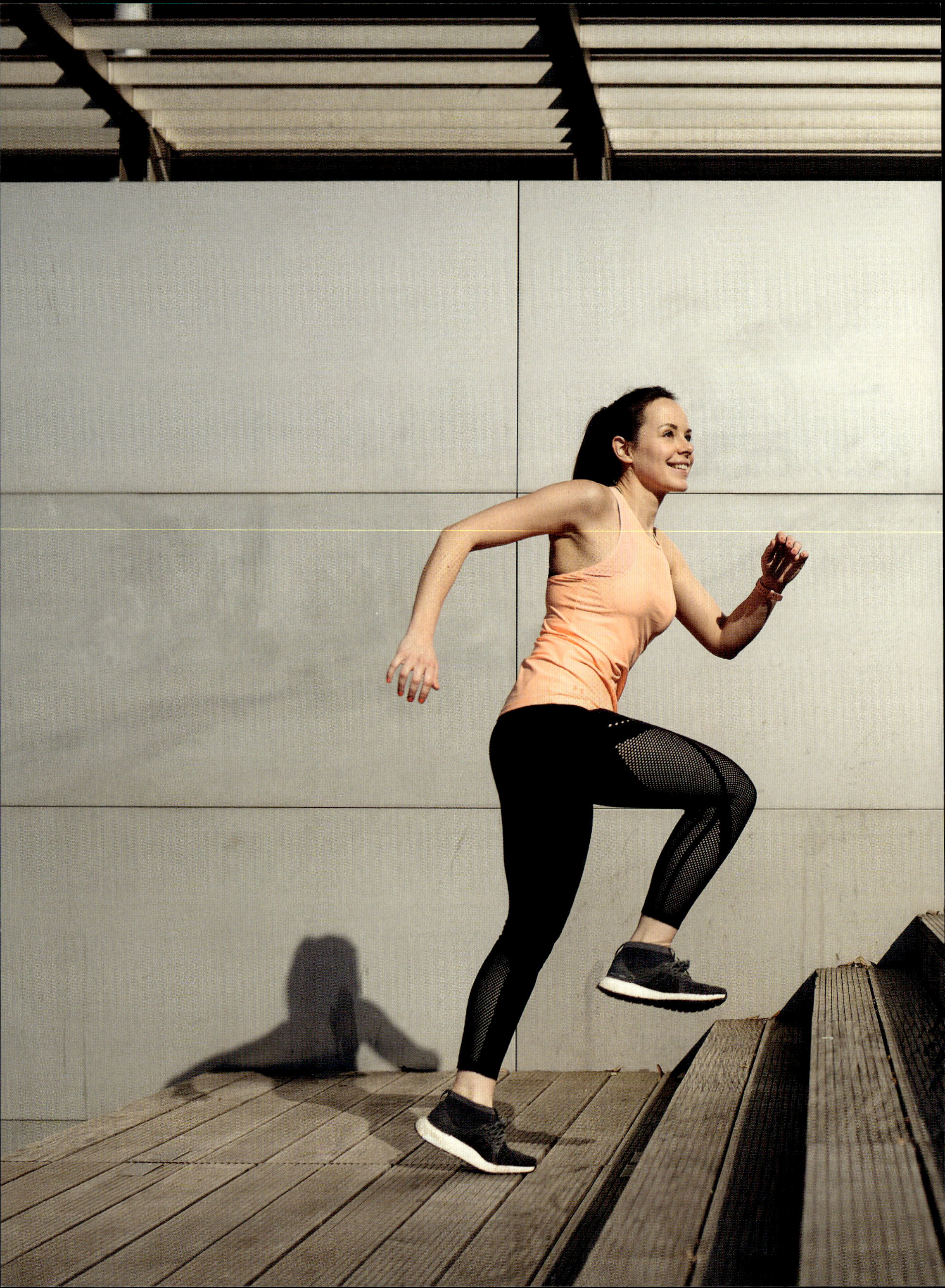

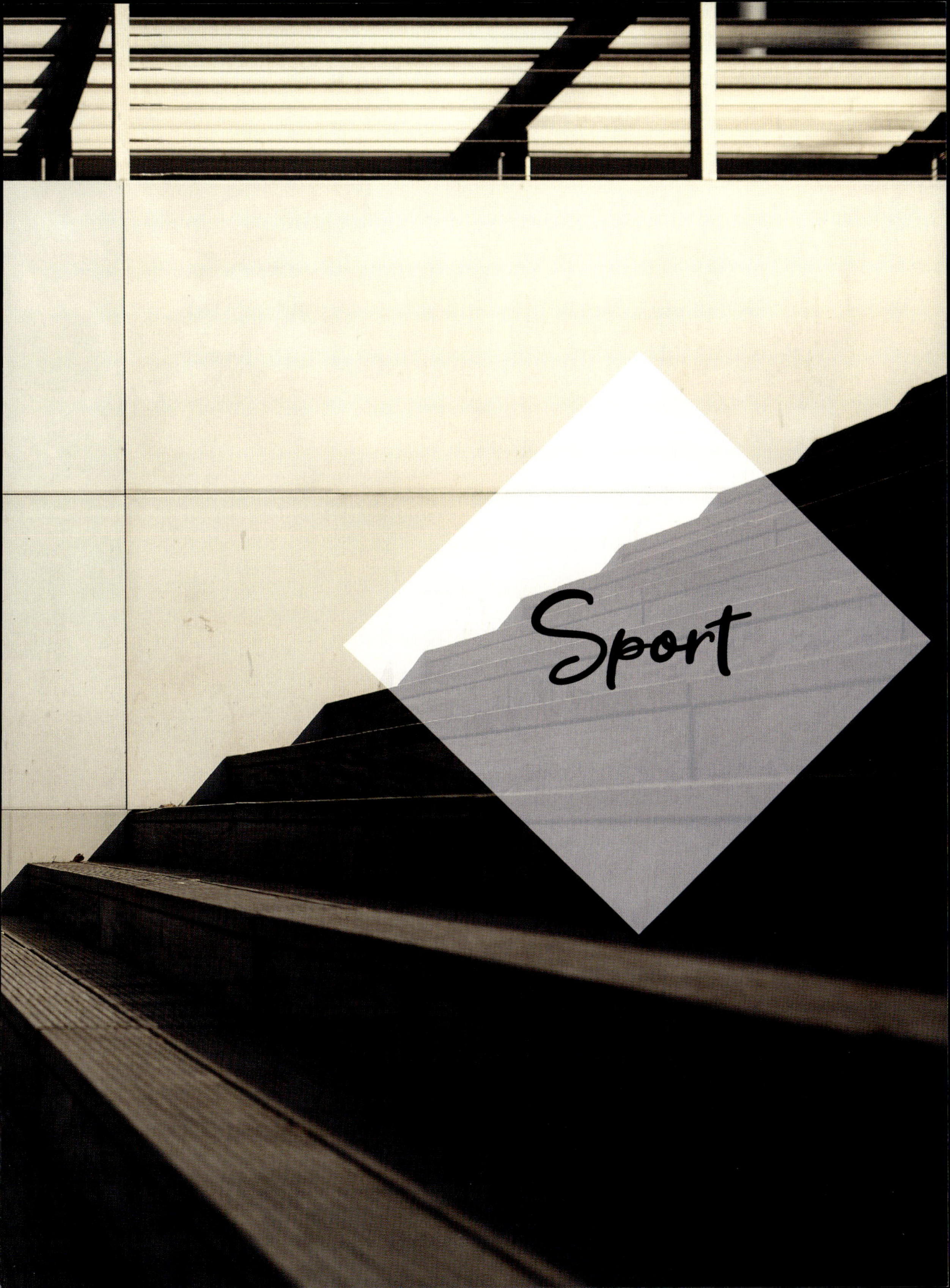
Sport

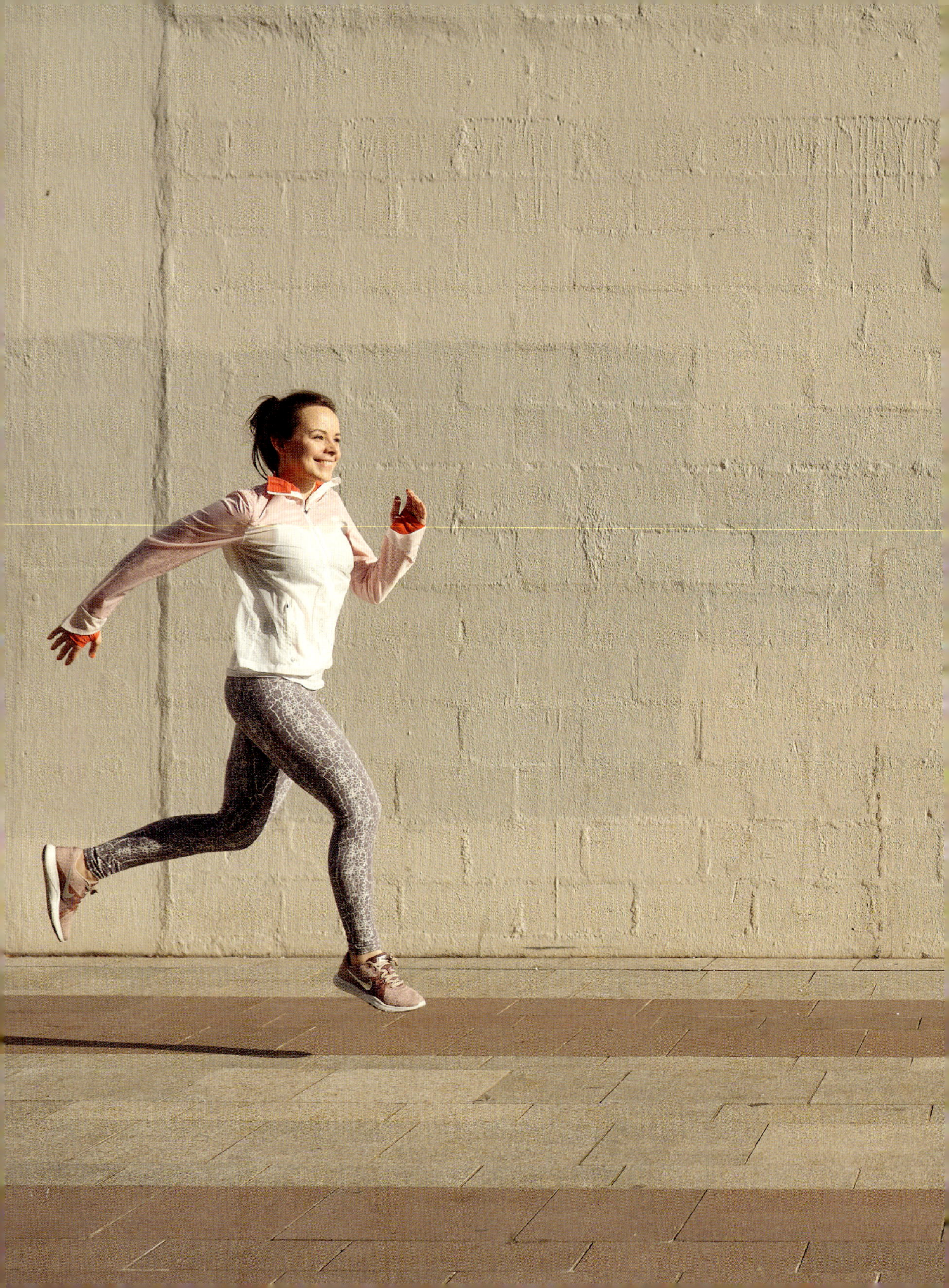

Je me rappelle d'une période pendant laquelle je m'étais mis en tête d'avoir un corps de « fitgirl ». Je voyais sur Instagram, à longueur de journée, les silhouettes de ces femmes incroyablement musclées. Leur univers ne connaissait pas le gras ni la cellulite. Cela me tentait bien d'y faire un tour. J'avais fait appel à un coach, lui-même lauréat du concours Musclemania, une compétition de bodybuilding... Programme alimentaire et sportif sous le bras, je me lançais tête la première dans cette nouvelle aventure. J'allais vite déchanter !

Je me rendais à la salle de sport quatre fois par semaine, à la demande de mon coach. J'enchaînais pendant une heure et demie les machines et les poids libres pour avoir un fessier rebondi et le cuissot fuselé. Je détestais cette activité et l'ambiance dans la salle de sport, mais je me forçais à y aller pour atteindre mon objectif. Je souffrais énormément du genou. Les squats, c'est sympa pour les fessiers, mais moins cool pour mes articulations en carton.

Parallèlement, mon programme alimentaire était particulièrement dur à tenir. J'avais la sensation de manger des protéines à longueur de journée. Les glucides étaient devenus l'ennemi numéro un à abattre. J'avais faim, je pensais à manger en permanence. Je me souviens avoir appelé mon coach un matin. *« J'ai tellement faim que je ne dors plus la nuit, qu'est-ce que je peux faire ? »* Manger, aurait été la bonne réponse mais il m'a répondu *« C'est dans ta tête »*. Ha non non mon bonhomme, j'ai le ventre qui gargouille 24 heures sur 24, la tête qui tourne et un épuisement chronique. Ce n'est pas dans ma tête.

J'ai tenu comme ça pendant trois mois. J'avais la sensation d'être épuisée et malheureuse. Cela ne correspondait plus du tout à la définition du « vivre healthy » que je partageais sur mon blog et mes réseaux sociaux. Ras le bol. J'ai tout arrêté.

Du jour au lendemain, j'ai envoyé valser les haltères et les kettlebells. Je voulais retrouver une dynamique qui ait du sens. Je voulais que mes séances de sport soient motivées par le plaisir et non par la contrainte. Je voulais courir sur les quais de Seine, aller me défouler pendant 45 minutes au cours d'indoor cycling sur fond de Britney Spears, faire mes abdos chez moi, en pyjama, tranquillou Gilou. Bref, tout sauf retourner à la salle.

Après avoir arrêté le sport pendant quelque temps, je suis allée chez un kiné, bien décidée à mettre fin à mes douleurs aux genoux. Je voulais reprendre le sport sur des bases saines. Je ne le savais pas à ce moment-là, mais je débutais un an de rééducation chez le kiné. Tendinites aux deux genoux, multiples lésions du ménisque, entorse à la cheville… La musculation en salle et les runnings à répétition avaient fait des dégâts.

Pendant toute cette période de rééducation, je me suis posé énormément de questions. Je faisais du sport pour prendre soin de moi, pour vivre en pleine santé, pour avoir de l'énergie et profiter de la vie à 100 %. Mais le résultat était inverse. Je me retrouvais épuisée et blessée, ne sachant plus quel plaisir je trouvais dans le sport. Il fallait tout revoir de zéro, **trouver une solution pour que le sport me fasse du bien sans me faire de mal.**

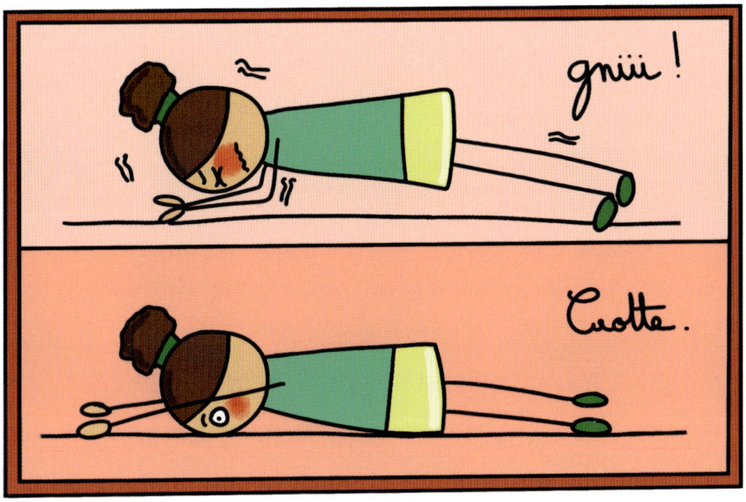

J'ai recommencé à courir petit à petit, en suivant un plan d'entraînement établi par mon kiné. Des sorties running de quelques minutes, alternées avec de la marche. J'ai mis ma fierté de côté et j'ai joué le jeu. J'augmentais les distances très progressivement pour habituer mon genou à l'effort. Après deux mois de rééducation, je pouvais à nouveau courir 6 km !

À cette période, j'ai découvert le Pilates. Bien évidemment, j'en avais déjà entendu parler de nombreuses fois, sur les réseaux sociaux notamment. Mais c'est un sport qui me semblait trop doux pour moi jusque-là. Mon état d'esprit avait changé. J'étais prête à me muscler différemment. Le Pilates est une méthode de renforcement des muscles profonds très respectueuse du corps. Le travail est intense mais jamais violent. Je l'ai intégré à ma routine, chaque semaine.

On me demande souvent sur mon blog ou via mes réseaux, quelle est ma routine sportive. Pour être honnête, j'ai beaucoup calmé le jeu. À une époque, je faisais du sport 6 à 7 fois par semaine… Je ne m'accordais que peu de repos. Aujourd'hui, j'ai intégré l'importance des jours « off ».

On a dit Healthy, mais pas trop !! Pas trop de sport pour moi. Place à la récupération. En moyenne, je fais du sport quatre fois par semaine : deux petites sorties de course à pied, une séance de Pilates et un Hiit à la maison. Bien sûr ça varie chaque semaine ! De temps en temps, je vais à la piscine pour travailler le cardio tout en préservant mes genoux en carton. Je marche aussi énormément. Pour moi, le sport, c'est comme l'alimentation, il faut que ça reste intuitif ! Je fais en fonction de ce qui me fait envie et de ma forme. Je m'écoute beaucoup plus qu'avant. Point trop n'en faut !

Je parle de « petites sorties en course à pied » dans ma routine car il m'arrive d'aller courir seulement 3 ou 4 kilomètres. Quand je partage ça sur Instagram, on me demande *« Tu sors pour courir si peu ? »* Et bien oui ! Et sans aucune honte. À l'époque je me serais dit *« Je vais quand même courir au moins 5 km sinon c'est ridicule de partager un run si court sur Instagram »*. Aujourd'hui je m'en fiche. Je ne suis plus influencée par la course à la performance mise en avant par les réseaux. Si ça me chante de prendre l'air et de ne courir que 2 kilomètres, je le fais ! L'important, c'est d'y prendre du plaisir et de ne jamais faire du sport une corvée.

MES CONSEILS POUR DONNER UNE PLACE AU SPORT

Pensez à de nombreuses sources de motivation

Pour garder la ligne, être en forme et plein d'énergie, le sport est indispensable ! La question que je reçois le plus souvent à ce sujet sur mon blog ou mes réseaux sociaux est « *Comment fais-tu pour être motivée ?* ». J'ai plein de sources de motivation ! Me défouler, prendre l'air, retrouver une amie pour pratiquer une activité à deux, respecter les engagements que j'ai pris vis-à-vis de moi-même, me réveiller le matin, me détendre le soir, m'imaginer vieillir en bonne santé ou… rentrer dans mon jean (mais oui, mon p'tit, ça compte !)

Maintenant, à vous de jouer ! Listez dans votre cahier la liste de vos motivations ! Pourquoi voulez-vous prendre soin de vous ? Pourquoi lisez-vous ce livre d'ailleurs ? Allez, hop ! On note tout ça ! Cela vous permettra de vous y référer quand la motivation ne sera plus au rendez-vous.

Mais ne misez pas tout sur la motivation !

Après avoir listé toutes les sources de motivation possibles et imaginables, j'ai envie de vous rappeler, car c'est important d'en être conscient, que la motivation ne fait pas tout. Au début, vous avez vos sources de motivation bien en tête. Vous voulez perdre trois kilos pour rentrer dans votre robe de demoiselle d'honneur. Vous vous mettez à courir. Monsieur s'engage à faire 50 pompes et 50 abdominaux tous les matins au saut du lit pour perdre de la bidoche. Et puis au bout de quelques jours, la motivation se fait la malle. Vous vous creusez la tête

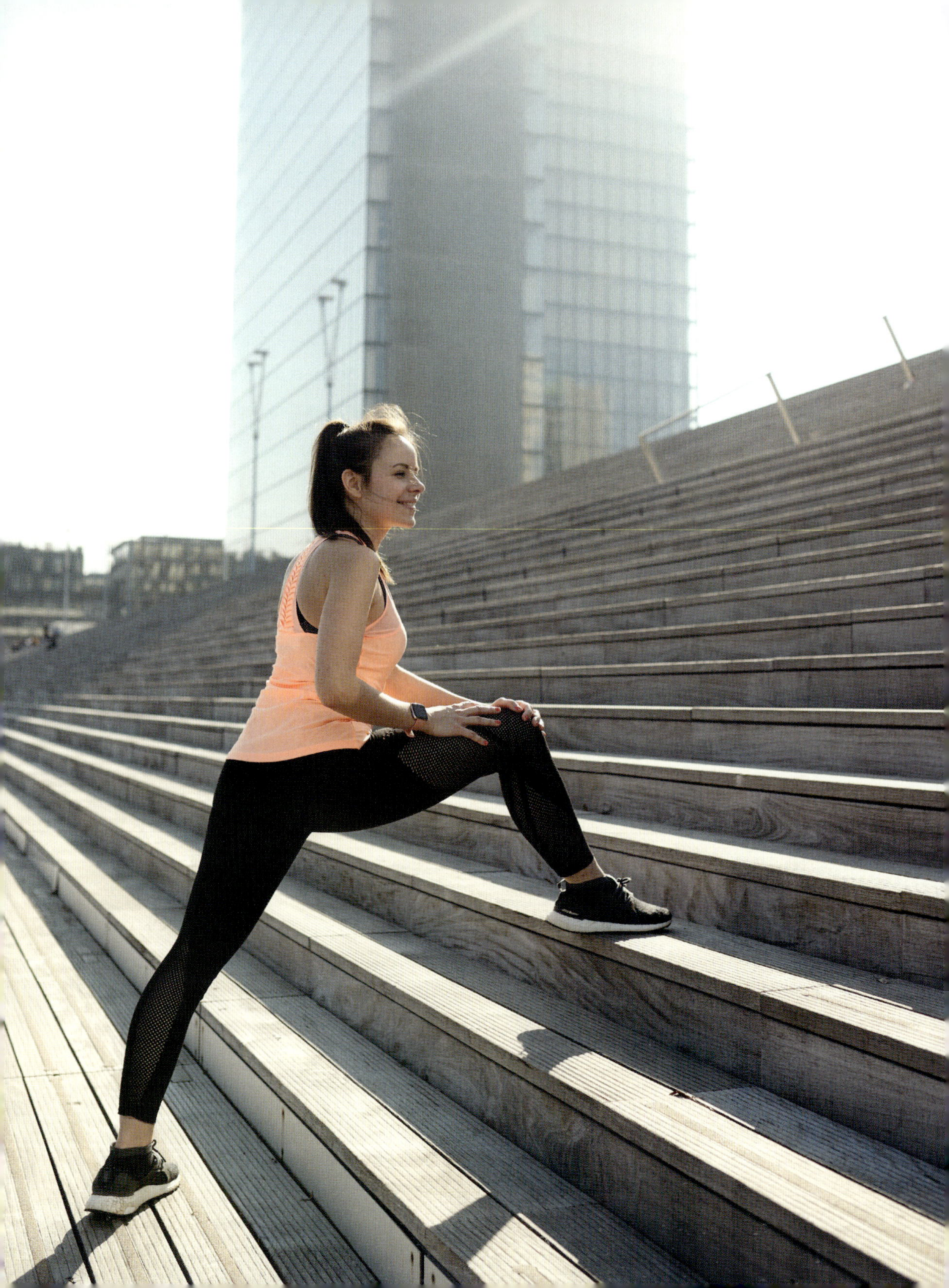

pour vous rappeler pourquoi vous avez décidé de vous mettre au sport. Et puis vous finissez par vous convaincre que les poignées d'amour, c'est mimi après tout. La motivation est comme la batterie de votre iPhone : au début de la journée elle est à 100 %. À la fin de journée, elle est à plat.

Si vous attendez d'être motivé pour atteindre vos objectifs, vous n'y parviendrez jamais. Pour cela, il faut instaurer une routine ! Que vous décidiez de faire 50 pompes tous les matins ou de courir deux fois par semaine, allez-y, faites-le ! Au début, vous le ferez parfois avec plaisir et parfois en « mode robot » mais l'exercice finira par intégrer votre routine. Vous n'aurez plus besoin d'une dose magique de motivation pour vous y mettre. Bouger fera partie de votre routine quotidienne, au même titre que le brossage de dents. (Qui a dit *« Je ne me brosse pas les dents ? »*) La motivation vous donne des ailes pour vous lancer, la routine est le courant d'air qui va vous porter vers vos objectifs. (Ho c'est joli dis donc)

Bougez pour le plaisir

Je le dis et je le répète sans cesse à mes lecteurs, votre objectif doit être de trouver une activité sportive qui vous plaise. J'ai eu la chance de me découvrir une passion pour le running. Je chausse toujours mes baskets avec plaisir et avec hâte souvent. Mais ce n'est pas parce que ce sport est « à la mode » que vous devez vous y mettre.

Essayez différentes activités sportives : yoga, tennis, football, zumba, danse, marche jusqu'à ce que vous ayez trouvé celle qui vous fait vibrer ! Quand vous terminez une activité physique vous ne devez pas penser *« ouf, ça c'est fait »* mais plutôt *« vivement la prochaine séance »*. Ce jour-là vous verrez que vous n'attendrez plus la sainte Motivation pour vous activer !

De manière générale, une séance de sport doit être motivée par le plaisir et jamais par la contrainte. Pensez positivement. Au lieu de vous dire « *Je mets le réveil à 6 heures pour faire mon sport avant d'aller au travail, ça me soûle, je vais être claquée* », dites-vous « *Demain matin, je vais faire une séance avant d'aller au travail, ça va me réveiller, je me sentirai super bien toute la journée* ». Ou alors, ne mettez pas le réveil et dormez. Je ne le dirai à personne, promis.

Définissez votre objectif

Définir un objectif à atteindre est ce qui m'a le plus motivée en course à pied ! J'ai visé les 7 km de La Parisienne, puis un 10 km puis un semi-marathon puis le Marathon de Paris. Chaque nouvel objectif était une source énorme de motivation ! Je savais pourquoi je mettais le réveil à 5 h 45 avant d'aller au bureau ou pourquoi je courais de nuit, sur les quais, après le travail. L'idée d'atteindre mon objectif me boostait.

Définissez un objectif à atteindre ou un challenge à relever, selon votre pratique sportive : tenir un hand stand en yoga, faire le grand écart, vous inscrire à un trail, faire une randonnée célèbre. Tous les objectifs sont possibles du moment qu'ils vous parlent et qu'ils vous stimulent.

Intégrez vos séances dans votre emploi du temps

Vous connaissez maintenant votre sport de prédilection, vous avez un objectif en tête, il ne vous reste plus qu'à suivre un planning d'entraînement. Rappelez-vous : *Tout objectif sans plan n'est qu'un souhait* (c'est un mec stylé du nom de Saint-Exupéry qui a dit ça).

Alors préparez un planning de séances vous permettant de relever votre challenge puis notez chaque séance dans votre agenda. C'est un rendez-vous pris avec vous-même. Vous ne pouvez (et ne devez) pas le manquer !

Soyez progressif dans votre évolution

Ne partez pas trop vite ! Au départ, on est porté par la motivation et on a tendance à en faire trop. Je me souviens, avant mon époque « vivre healthy », j'avais parfois des petits élans de motivation sportive. Je faisais une heure de sport comme une acharnée, j'étais courbaturée pendant huit jours et je jurais qu'on ne m'y reprendrait plus !

Soyez progressif dans votre évolution sportive. Commencez par de petites séances. Si vous courez, alternez marche et course pendant 15 minutes et augmentez progressivement le temps de course. Si vous faites du yoga, commencez par un cours débutant, une fois par semaine. N'allez pas directement vous mettre sur la tête au milieu de votre salon ! Bref, vous avez compris l'idée. Acceptez de progresser lentement. Et restez à l'écoute de votre corps, il saura vous dire si vous en faites trop.

Accordez beaucoup d'importance à la récupération

La récupération, c'est sacré ! Je l'ai appris à mes dépens. Le coach qui m'a aidée à préparer le Marathon de Paris disait : « *Un bon marathon, c'est une bonne récupération pendant la préparation.* » Il disait vrai. C'est tellement important. Tout se joue là. D'après mon expérience et les conseils de mon kiné, il y a quatre « piliers » de base à la récupération. Lorsque je les respecte, je suis en forme et je ne me blesse pas.

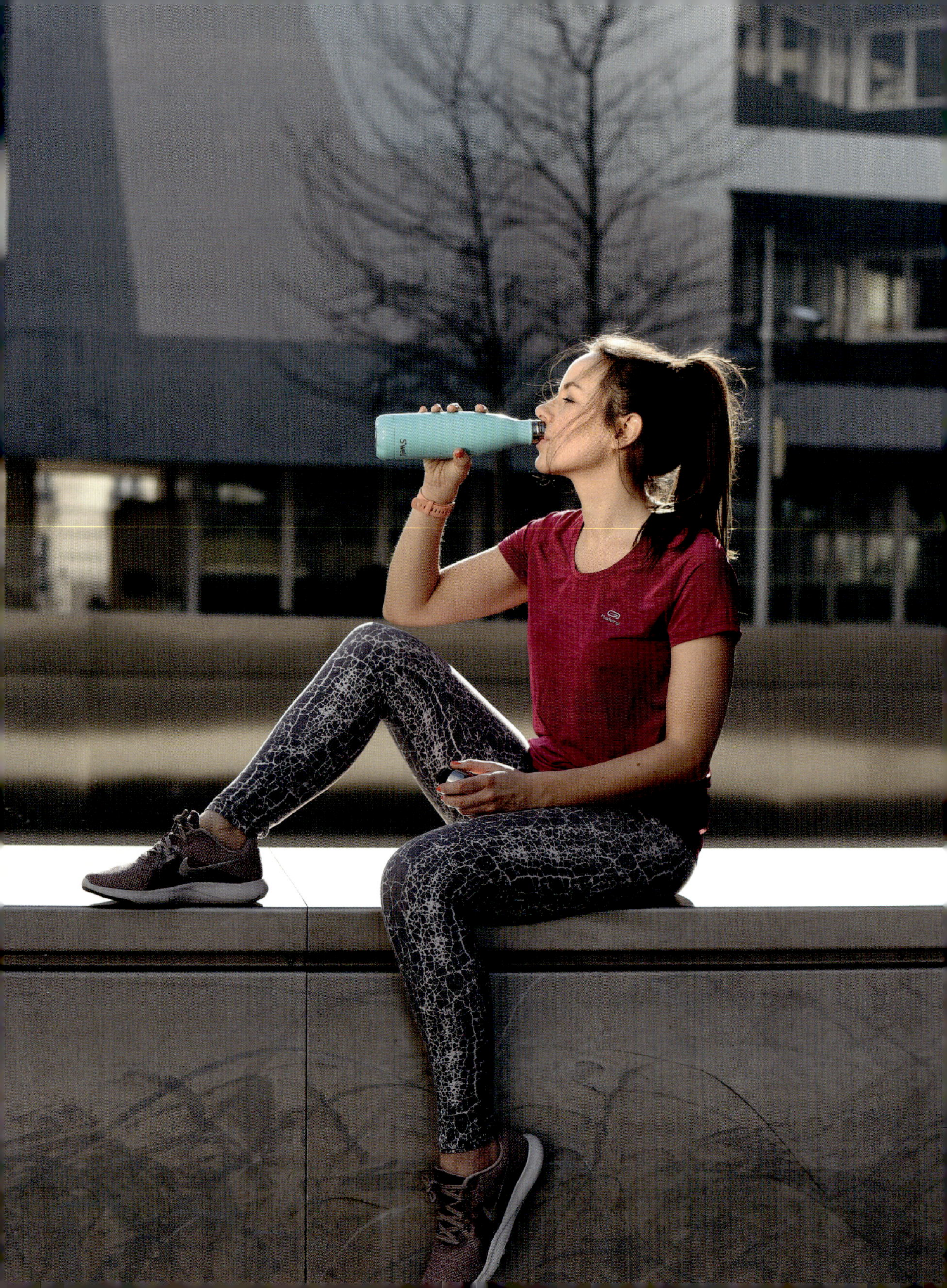

Boire beaucoup. L'hydratation est aussi importante pour la ligne que pour la récupération. Nous avons toutes les raisons de rester bien hydraté. La perte d'eau engendrée par l'activité sportive entraîne une forte déshydratation qui provoque une baisse des capacités. Une baisse de 1 % de votre poids en eau représente une baisse de 10 % des capacités physiques ! Ça donne à réfléchir. Essayez de boire un litre et demi d'eau chaque jour. Pour ma part, je bois surtout des tisanes en continu toute la journée. Je trouve cela plus agréable.

Dormir suffisamment. La majeure partie du processus musculaire et de la récupération physique se déroule pendant le sommeil. Il faut savoir que le processus de création du tissu musculaire ne se met en place que pendant la phase de sommeil profond. Il ne suffit donc pas de dormir longtemps. Il faut surtout un sommeil de qualité. Nous y reviendrons un peu plus tard.

Se masser après l'effort. Après votre activité sportive, un bon massage à l'huile d'arnica favorise une meilleure récupération, et dissipe les raideurs et « nœuds musculaires ». Évidemment, on aimerait bien avoir un beau masseur à domicile mais en le faisant soi-même avec une gestuelle dynamique et profonde, c'est tout aussi efficace !

Faire des étirements. S'étirer est essentiel et je l'ai appris tardivement ! Quand j'ai commencé les cours de Pilates, ma coach Julie m'a fait remarquer que la course à pied m'avait rendue très raide et m'a conseillé de m'étirer régulièrement pour éviter les blessures. Depuis plusieurs mois, je m'étire au moins deux fois par semaine pendant 20 minutes. Je trouve des vidéos sur YouTube pour accompagner mes séances de stretching.

RUNNING : S'AMUSER ET PROGRESSER !

Courir fait partie de mon équilibre. C'est de loin mon sport préféré. J'aime m'évader, la musique dans les oreilles, et courir le long des quais. Cela me met dans un état méditatif que j'apprécie énormément. Le fameux shoot d'endorphines (qui correspond à la sécrétion de morphine endogène, substance provoquant un sentiment de bien-être) n'y est pas pour rien. J'aime courir et j'aime plus que tout me fixer des objectifs et les atteindre. Si vous démarrez la course à pied ou que vous souhaitez vous perfectionner, voici les trois types de séances que vous devez ajouter dans votre planning d'entraînement :

La séance VMA (le fameux fractionné !)

Il s'agit de courir en alternant des phases courtes de run très rapide (comme un sprint !) avec des phases de récupération (on trottine). Le fractionné le plus connu est le « 30/30 ». On sprinte pendant 30 secondes puis on récupère pendant 30 secondes. Le fractionné permet d'améliorer tout le système cardio-respiratoire. Il aide également à courir plus vite !

Exercice

Mon fractionné préféré, c'est le « 15/45 ». Je me donne à fond pendant 15 secondes. C'est court donc je suis au taquet ! Puis je récupère pendant 45 secondes en courant lentement. C'est tout aussi efficace que le « 30/30 » et moins décourageant, je trouve !

La séance de seuil

Cet entraînement joue avec le seuil anaérobie (lorsque l'exercice physique augmente en intensité, il atteint un seuil, nommé seuil anaérobie). L'exercice n'est ni vraiment facile, ni vraiment difficile. Cette séance permet de développer la résistance. L'organisme apprend à s'adapter et devient plus efficace pour limiter l'acidité musculaire.

Exercice

Selon votre niveau, vous pouvez courir 20 à 40 minutes à 85 % de votre VMA. Traduction pour ceux qui n'y comprennent rien : courez à un rythme suffisamment soutenu pour ne pas pouvoir tenir une conversation mais sans être dans le rouge non plus !

La sortie en endurance fondamentale

Cette sortie est absolument indispensable à la progression. Et ça tombe bien, car c'est ma préférée ! L'objectif est de courir longtemps tout en étant capable de maintenir une conversation. Il ne faut pas hésiter à ralentir vraiment. Le directeur du CNEA (Centre National de l'Entraînement en Altitude), avec qui j'ai eu la chance de faire un entraînement, m'a recommandé de courir à 150 battements par minute.

Depuis que je respecte cette consigne, je peux courir longtemps sans connaître le moindre essoufflement.

Exercice

Courez avec un ami et parlez-lui pendant toute la durée de votre entraînement. Si vous n'êtes pas trop essoufflé et que vous maintenez la conversation, vous avez l'assurance d'être en endurance fondamentale.

MES HIIT PRÉFÉRÉS ! (COURTS ET EFFICACES !)

Le HIIT (High-Intensity Interval Training) est de loin ma méthode d'entraînement préférée. Ce sont des séances courtes alternant des périodes d'effort intense, avec des périodes d'effort modéré pour récupérer activement. Ce type d'entraînement est très efficace, prend peu de temps et peut se réaliser n'importe quand et n'importe où. Plus d'excuse pour ne pas bouger son popotin !

Mon matériel :

- **Un tapis de sport :** moelleux et antidérapant, c'est mieux. L'option serviette de toilette est envisageable mais beaucoup moins confortable !
- **Deux haltères :** un, deux ou trois kilos, c'est comme vous le sentez. Vous pouvez bien évidemment utiliser des bouteilles d'eau.
- **Un élastique :** sans élastique c'est possible aussi. Sachez que cet outil coûte moins de 5 euros en magasin de sport et permet d'ajouter de la résistance de manière fonctionnelle.

Échauffement

Hop hop hop, avant de commencer, on s'échauffe toujours ! Les vaisseaux sanguins se dilatent, la lubrification des articulations est lancée, le rythme cardiaque augmente. Notre corps est prêt à bosser. En clair, on booste la performance et on s'évite des blessures. On réalise chaque exercice pendant 50 secondes et vous avez 10 secondes pour passer à l'exercice suivant. On y va ?

Inchworm

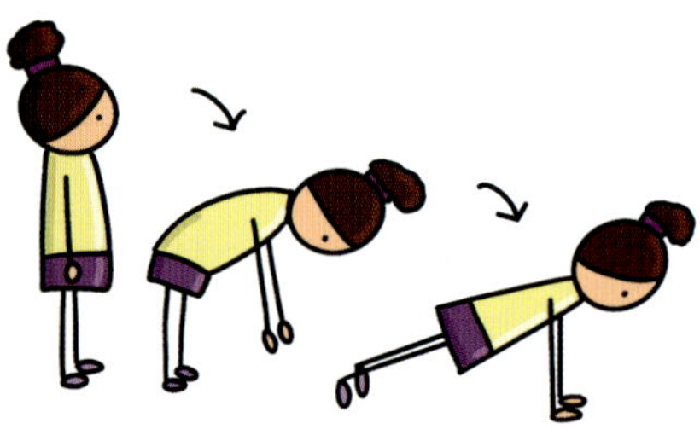

Debout, jambes tendues. Penchez-vous pour toucher le sol avec les deux mains. Avancez les mains en gardant vos jambes bien droites de façon à finir en posture de planche. Reculez vos mains petit à petit de façon à revenir en position initiale.

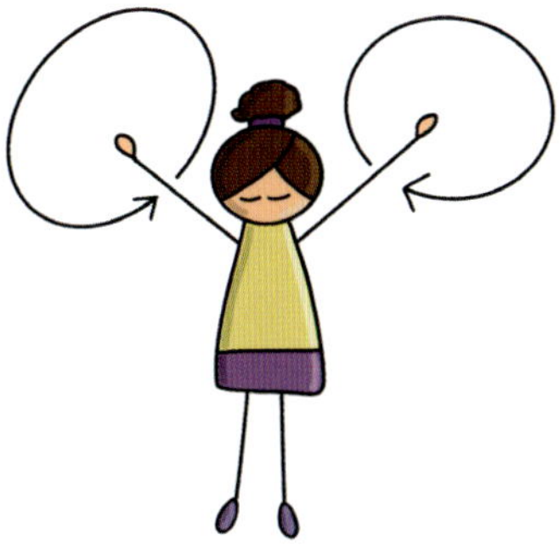

Rotations des bras

Debout, levez vos bras et effectuez un cercle en avant puis un cercle en arrière en alternant les deux sens. Allez-y mollo, ce serait dommage de se déboîter une épaule après 50 secondes d'entraînement.

Chien tête en bas

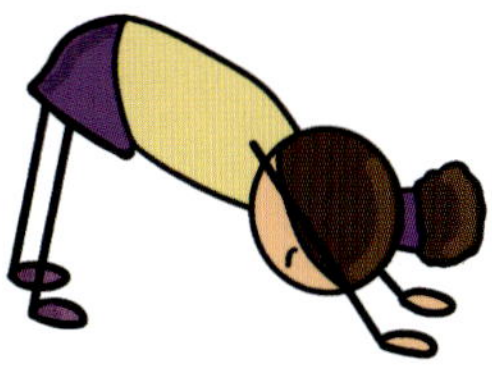

J'adore réaliser cette célèbre posture de yoga pour m'échauffer. Positionnez-vous à quatre pattes. Les mains sont posées à plat, dans le prolongement des épaules. Les pieds sont écartés à la largeur du bassin, dans l'alignement des mains. Mettez-vous sur la pointe des pieds puis lentement, poussez votre bassin vers le haut en tendant les bras et les jambes. Les fesses montent vers le ciel. Avec vos mains, faites de petits pas en avant pour étendre doucement la colonne vertébrale. Les pieds doivent venir se poser à plat sur le sol. La tête reste vers le bas. Vous pouvez plier un peu les genoux.

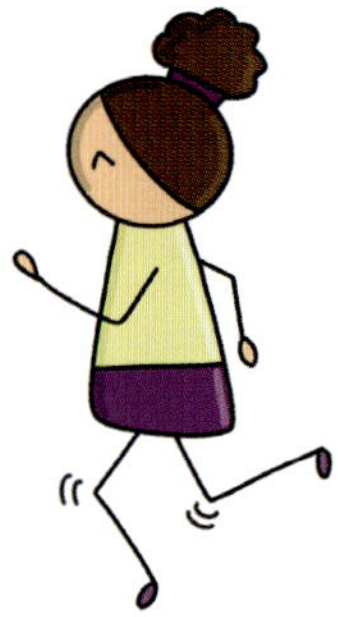

Course sur place

Courez sur place tranquillement, en respirant profondément. Les épaules sont basses, la sangle abdominale est gainée.

Corps de séance

Je réalise chaque exercice pendant 50 secondes puis je prends une pause de 10 secondes et j'enchaîne sur l'exercice suivant. Je fais la série trois fois de suite. Il y a 5 exercices donc ma séance dure 15 minutes. (Mais dis donc, j'ai l'impression d'être devenue un génie des mathématiques)

Je précise que mes séances de HIIT ne sollicitent pas (ou très peu) les genoux. J'ai moi-même des articulations fragiles donc j'évite les impacts. Si un exercice vous gêne, ne forcez surtout pas et remplacez-le par un autre exercice de la série avec lequel vous êtes à l'aise. Soyez à l'écoute de vos sensations !

Séance 1

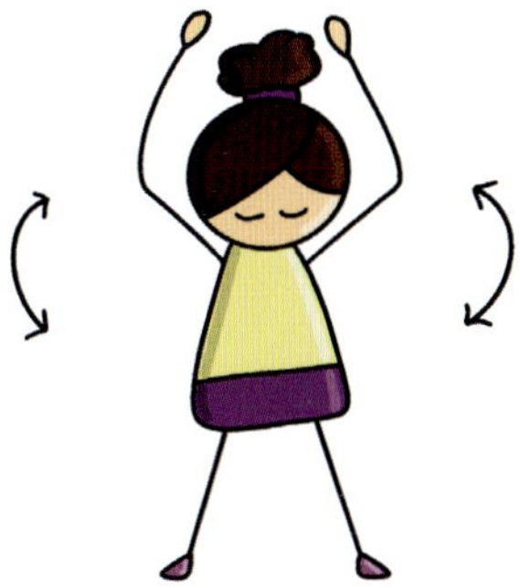

Jumping jacks

Un peu de cardio pour vous réchauffer ! Debout, les bras le long du corps, réalisez un saut en écartant les bras et les jambes. Réceptionnez-vous dans cette position puis réalisez un second saut pour revenir en position de départ. Soyez gainé, les abdominaux serrés, pendant toute la durée de l'exercice.

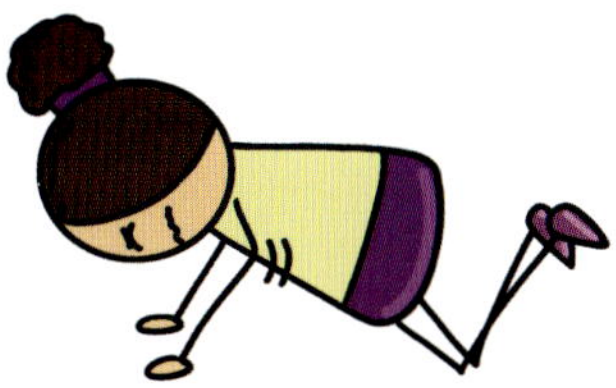

Pompes

Pour renforcer les bras et les pectoraux, faire des pompes est un exercice de base. Sur les genoux (ou pas selon le niveau), on part en appui face au sol. On fléchit les bras puis on les tend à nouveau. Le corps doit être droit et bien gainé.

Gainage avec élévations alternées des bras

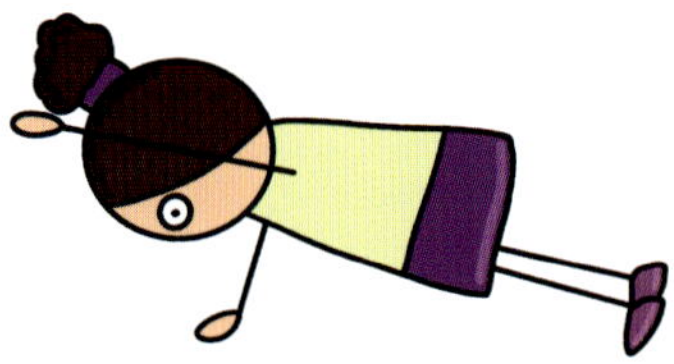

Cet exercice travaille l'ensemble du corps et risque de vous donner un petit coup de chaud ! Mettez-vous en planche sur les bras. Le corps est gainé, le bassin est légèrement en introversion (en clair, ne poussez pas vos fesses vers le plafond) et serrez les abdos ! Levez un bras, puis l'autre en alternant. Tout va bien ?! Inspirez, expirez !

Abdominaux ciseaux

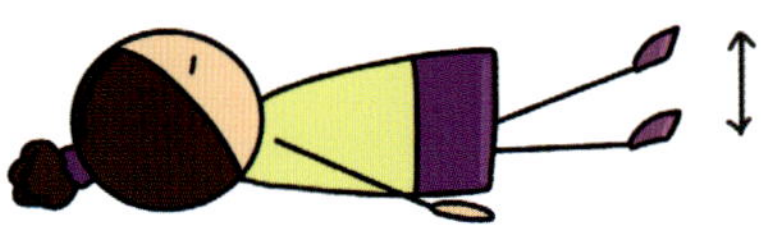

Pour travailler la sangle abdominale, allongez-vous sur le dos. Les jambes sont tendues et les pieds pointés. Contractez vos abdominaux. Le bas du dos est collé au sol. Levez les jambes l'une après l'autre. Si l'exercice semble trop difficile, placez-vous sur les coudes.

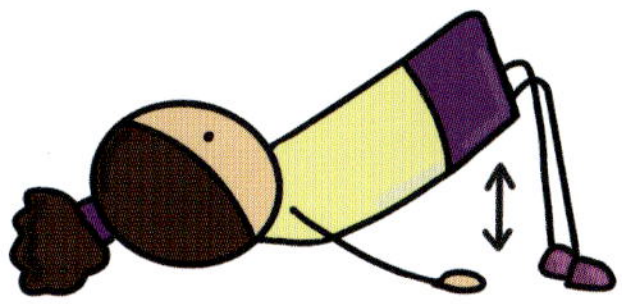

Relevés de bassin

C'est un exercice de musculation efficace pour travailler les muscles fessiers en profondeur et avoir le booty de J. Lo. Allongé sur le dos, pliez vos jambes. Relevez le bassin. Réalisez le mouvement lentement en contractant bien les muscles fessiers. En retenant la descente. Respirez ! Si vous êtes sportif, ajoutez des poids sur le bassin.

Séance 2

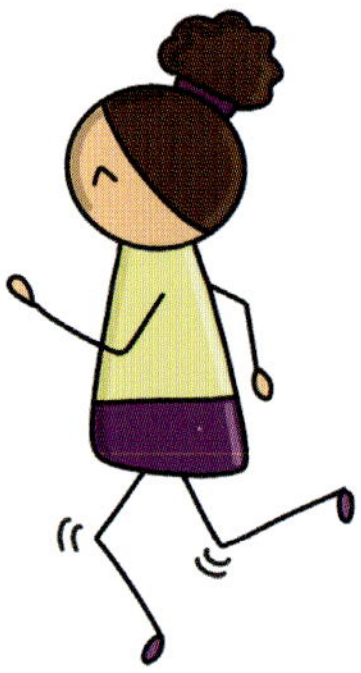

Sprint sur place

Courez sur place, en levant bien les genoux à hauteur du bassin, pas plus haut. Restez bien droit. Serrez les abdominaux.

Levé de jambe pliée gauche

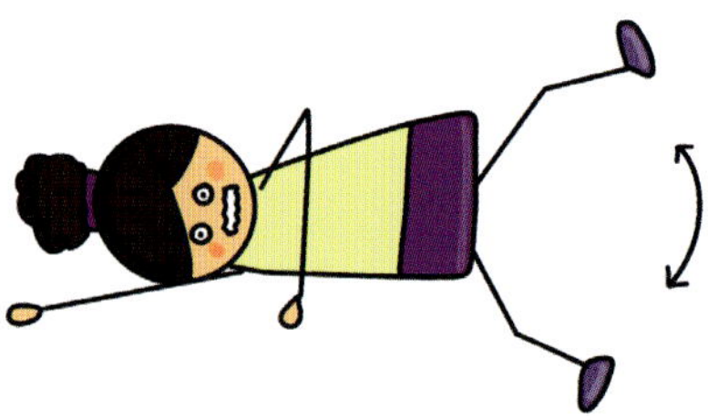

Allongez-vous sur le côté. Le bras droit est tendu, la tête est posée au niveau de l'épaule. Pliez les jambes de manière à voir vos pointes de pieds. Les petits petons sont en flexion. Remontez et descendez la jambe. Oui ça fait très mal. J'ai découvert ce formidable exercice grâce à ma coach de Pilates, Julie.

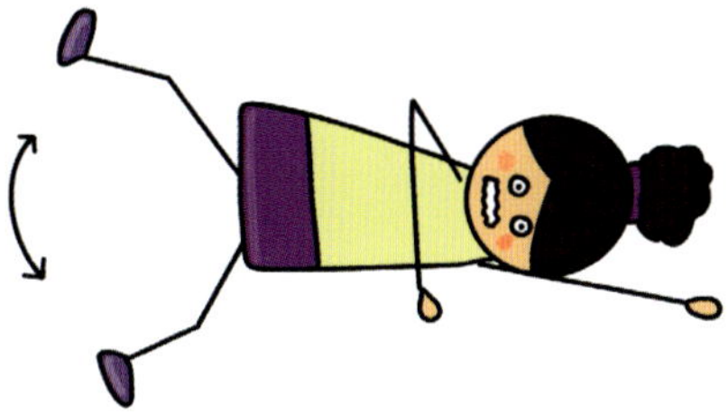

Levé de jambe pliée droite

Même chose mais de l'autre côté. Faites attention à bien poser votre tête sur votre épaule. Serrez les abdominaux.

Planche sur les coudes

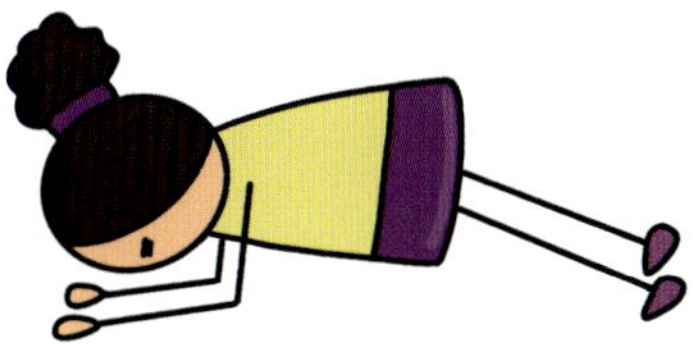

Allongez-vous sur le ventre. Posez vos avants bras sur le sol et levez votre corps en le gainant. Baissez les épaules, serrez les abdominaux. Le bassin est en légère introversion. Bon courage. 50 secondes ce n'est pas si long. Si ?

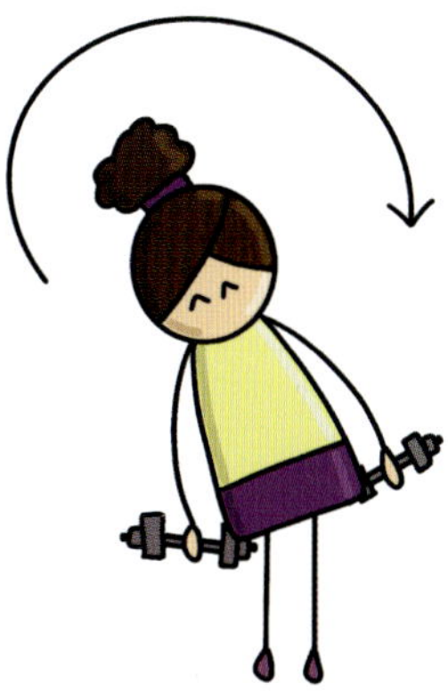

Flexion latérale gauche puis droite avec poids

Debout, prenez un haltère dans chaque main. Serrez la sangle abdominale et descendez un haltère puis l'autre le long de vos jambes. Les abdominaux sont serrés (oui, toujours !)

Séance 3

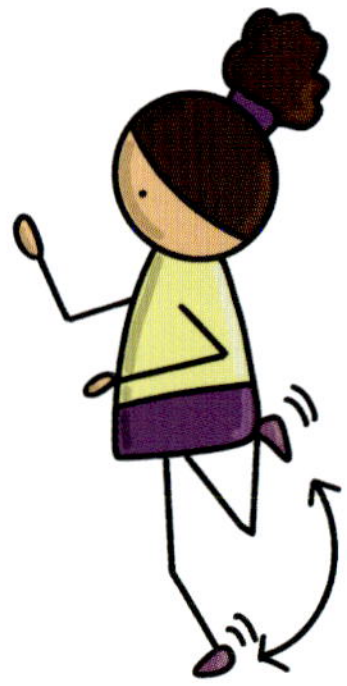

Course talons-fesses

Courez sur place en touchant vos fessiers avec vos talons. Restez bien droit !

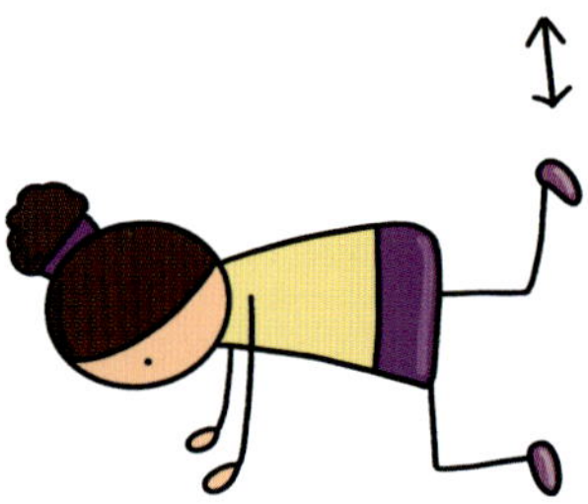

Donkey Kick jambe droite

Mettez-vous en appui sur les mains et les genoux. Montez la jambe droite à 90 degrés en poussant le pied vers le plafond. Contractez bien les fessiers et serrez les abdominaux. Il n'y a que la jambe qui bouge.

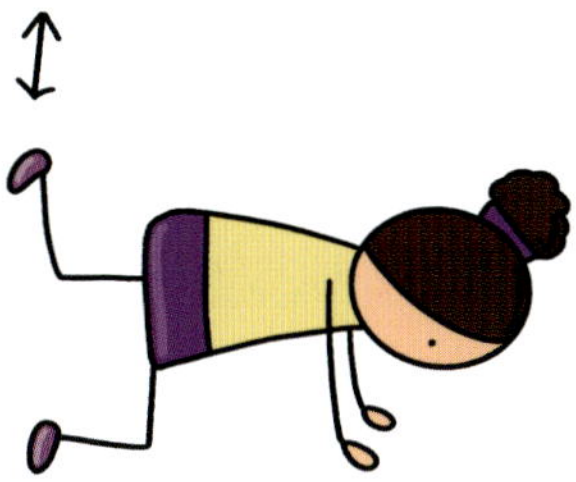

Donkey Kick jambe gauche

On fait la même chose, mais pour l'autre jambe !

Mountain Climber

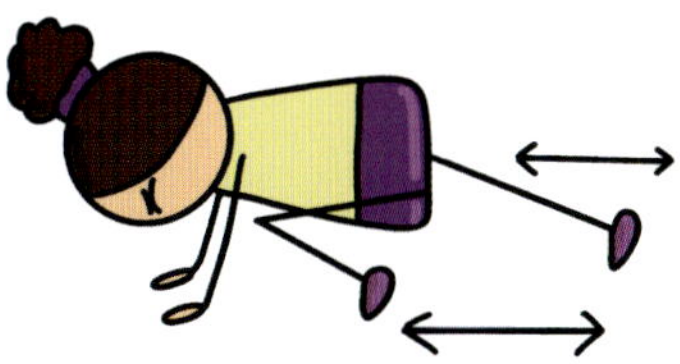

Mettez-vous en planche sur les mains. Montez un genou à la poitrine puis revenez à la position de départ et enchaînez avec l'autre genou. Respirez. Ça va bien se passer.

Triceps kickback avec des poids

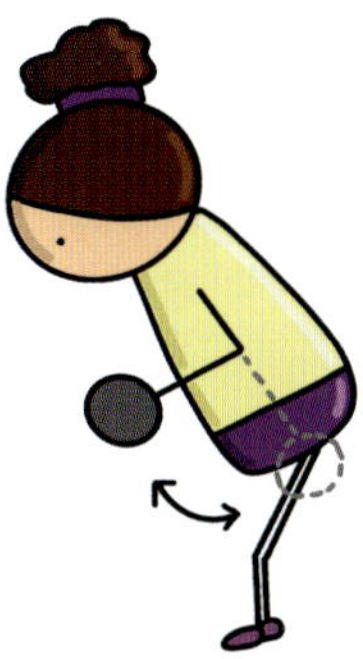

Piquoti piquota, le petit gras du bras s'en va. Debout, prenez un haltère dans chaque main. Déverrouillez les genoux. Penchez légèrement le buste en avant en gardant le dos bien droit. Pliez les bras. Réalisez une extension de l'avant-bras en contractant le triceps. Le reste du corps ne bouge pas. Revenez en position initiale et on est reparti !

Stretching

J'ai découvert les bienfaits des étirements assez tardivement malheureusement mais depuis que j'en fais plusieurs fois par semaine, je vois vraiment la différence. Moins de fatigue musculaire, meilleure récupération, pas de blessure. J'essaie de pratiquer ces postures d'étirement issues du yoga deux fois par semaine, pendant 15 minutes.

La posture de la demi-chandelle

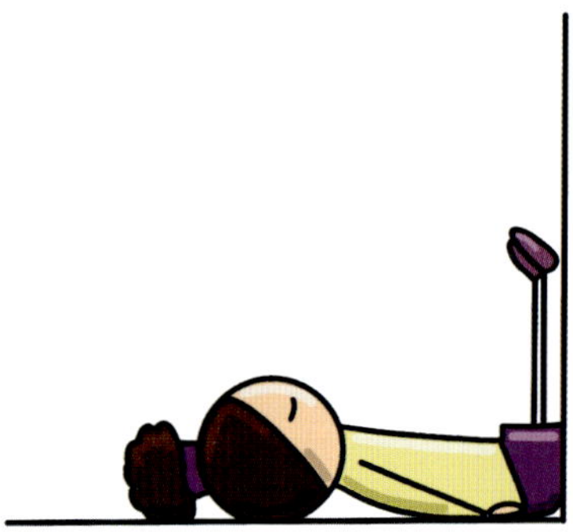

Allongez-vous dans votre lit, les fesses collées au mur et levez les jambes contre le mur à 90 degrés. Cet étirement est tout simplement magique. Il m'a été recommandé par mon kinésithérapeute et je le fais très régulièrement. Cette posture est véritablement réparatrice. Elle apaise le système nerveux, relance la circulation sanguine, soulage la fatigue musculaire et étire en douceur. Je vous recommande de rester dans cette position pendant au moins 10 minutes.

Fente basse

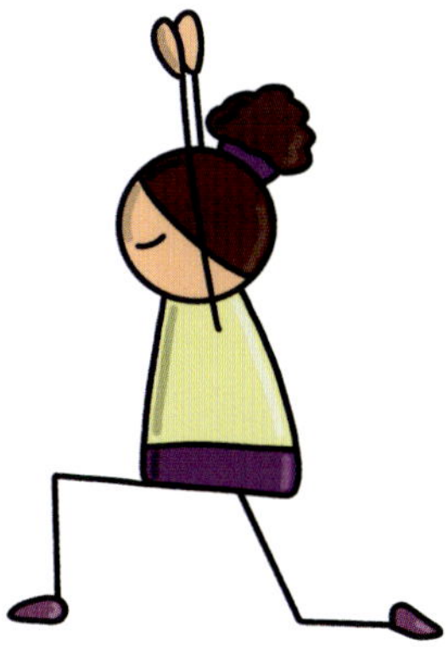

Cette posture est géniale pour les runners (hep, si tu ne cours pas, tu peux rester. Elle fait du bien à tout le monde !). Elle étire les quadriceps et les fléchisseurs de hanche. Mettez en vous en fente et posez le genou au sol. Attention, le genou plié doit être au-dessus du talon pour ne pas vous blesser. Posez le bout des doigts au sol pour garder l'équilibre. Réalisez cet exercice des deux côtés évidemment !

La posture de la pince

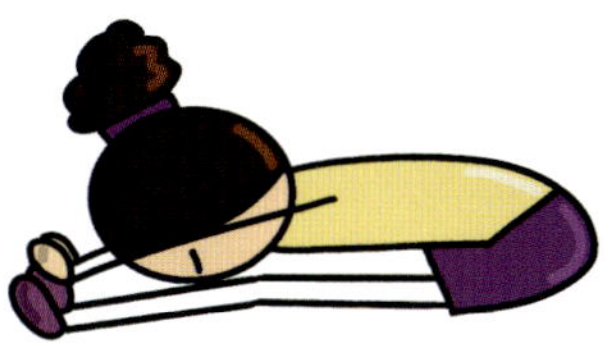

Pour étirer les ischio-jambiers, les mollets et le bas du dos, asseyez-vous par terre jambes tendues. Penchez-vous en avant, venez toucher vos pieds avec vos mains. Allez-y doucement. Respirez profondément et relâchez-vous.

Le papillon

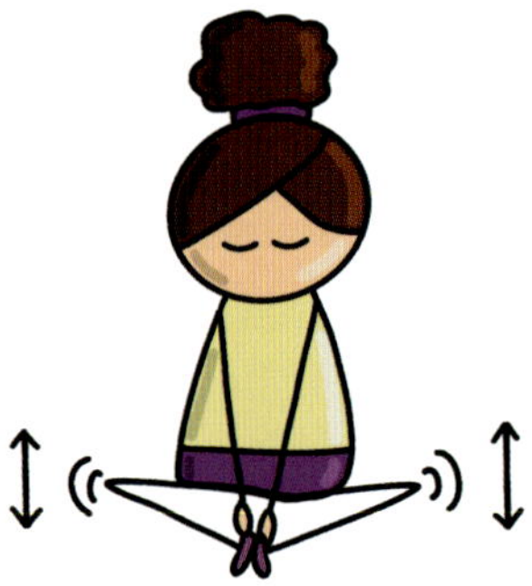

Cette posture au joli nom, permet de travailler l'ouverture des hanches. Il paraît que ça libère des émotions négatives. Quoi qu'il en soit, je l'adore. Je trouve qu'elle fait énormément de bien !

Assis au sol, pliez les genoux et placez les plantes de pied l'une contre l'autre. Le dos est droit, les épaules basses. Attrapez vos orteils avec vos mains. Faites de petits mouvements de haut en bas avec vos genoux, comme les battements d'ailes d'un papillon.

Posture de la torsion

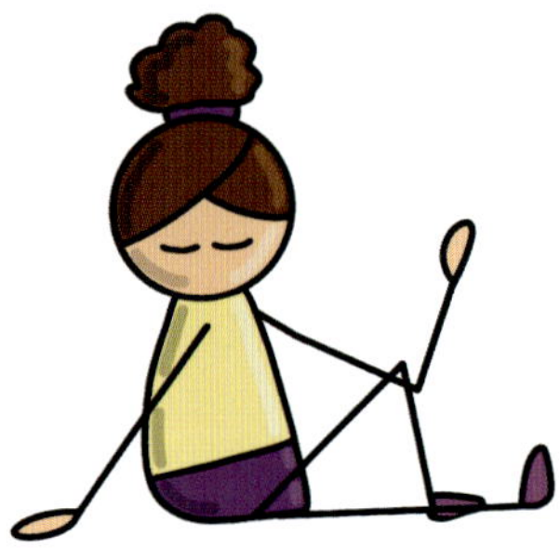

Cet exercice permet d'étirer les fessiers en profondeur et assouplit le dos. Asseyez-vous jambes tendues devant vous. Pliez la jambe droite et placez le pied au sol, à l'extérieur de la cuisse gauche. Tournez le buste et la tête vers la droite. La main droite touche le sol derrière vous. Placez le coude gauche sur le genou droit. (On fait la même chose de l'autre côté !)

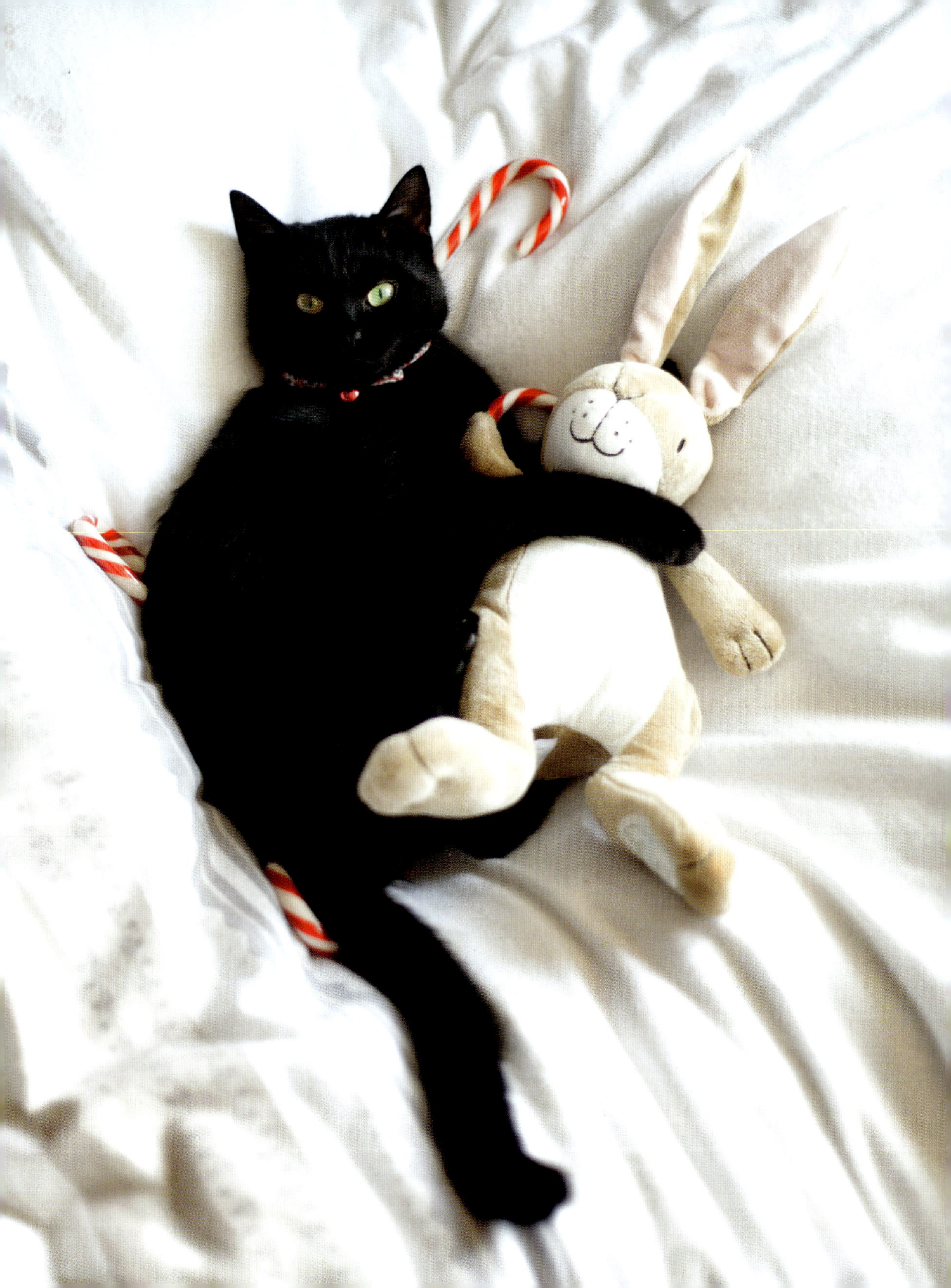

L'IMPORTANCE FONDAMENTALE D'UN BON SOMMEIL

Le sommeil est un facteur essentiel à notre bien-être et à notre santé. Il impacte notre forme, notre silhouette, notre récupération sportive. Pour bien s'endormir, nous pouvons travailler sur différents axes au quotidien :

Voici quelques conseils pour favoriser l'endormissement :

Couper toutes les sources de lumière. Pour ma part, je porte un masque de sommeil depuis plusieurs mois et il a changé mes nuits ! Je ne suis plus réveillée par la lumière du jour au petit matin et je dors plus profondément.

Se préserver du bruit. Si votre environnement n'est pas assez silencieux, envisagez le port de boules Quiès. J'en ai toujours une boîte sur ma table de nuit. Je suis bien contente de les trouver si les voisins font la fête ou que le chéri ronfle !

La température de la chambre doit être de 20 degrés maximum. Investissez dans un petit thermomètre. On en trouve à moins de 5 euros.

Éviter de dormir avec des animaux qui peuvent perturber le sommeil. (Mais que faire de mon assistant-chat ?!). Fermez la porte de votre chambre et assurez-vous que Minou ou Fifi aient un coin bien à eux pour dormir !

Couper son téléphone. Je mets le mien en mode « avion » tous les soirs puis je le mets à charger dans la cuisine. Et ne me dites pas que votre portable vous sert de réveil. Vous pouvez investir dans l'achat d'un petit réveil pour quelques euros seulement. Pas d'excuse pour ne pas lâcher un peu son téléphone.

Une alimentation équilibrée favorise un sommeil réparateur. Au dîner, il faut éviter les protéines animales grasses, les graisses cuites, les acides gras saturés (beurre, crème, graisses animales), les épices (elles font monter la température corporelle), la caféine, la théine et bien sûr l'alcool !

À l'inverse on peut privilégier les aliments riches en Tryptophane. Cet acide aminé participe à la libération de sérotonine, favorisant la régulation du sommeil. Le Tryptophane est présent dans les laitages, les féculents et les viandes maigres (poissons et volailles).

Le mieux est de dîner 3 heures avant le coucher afin de laisser un temps pour la digestion.

Camomille, tilleul, verveine, mélisse, pensez aux plantes aux vertus relaxantes. En tisane, elles favorisent l'endormissement.

L'équilibre entre sport et sommeil est essentiel, car l'un favorise l'autre. Un sommeil de mauvaise qualité diminue la performance et la récupération. Et réciproquement : faire du sport favorise un sommeil de meilleure qualité, du fait de la dépense énergétique et de la stimulation hormonale. J'aime beaucoup commencer la journée par une séance de sport. Prendre le temps de bien s'étirer, respirer et se renforcer dès le matin, permet de faire le plein d'énergie pour la journée. De manière générale, il est conseillé de prévoir un intervalle de deux à trois heures entre une activité physique et l'heure du coucher. Je partage cette information avec vous si vous êtes plutôt « du soir » !

Comment le Reiki a réglé mes problèmes de sommeil

Connaissez-vous le Reiki ? Il s'agit d'une méthode japonaise de soin par les mains, qui a pour but la relaxation et la diminution du stress.

« Rei » signifie « puissance supérieure » et fait référence à l'univers. « Ki » est l'énergie. Le praticien Reiki soigne en servant de « conduit » pour transférer l'énergie universelle vers le patient. Les flux énergétiques passent à travers ses bras, ses mains et arrivent au sujet. L'énergie « sait où elle doit aller » et circule librement à l'intérieur de la personne, venant spontanément nourrir et équilibrer les zones qui le nécessitent.

Le Reiki équilibre et harmonise les chakras. Il y en a sept, comme indiqué dans le visuel ci-dessous. Ce sont des « roues » énergétiques.

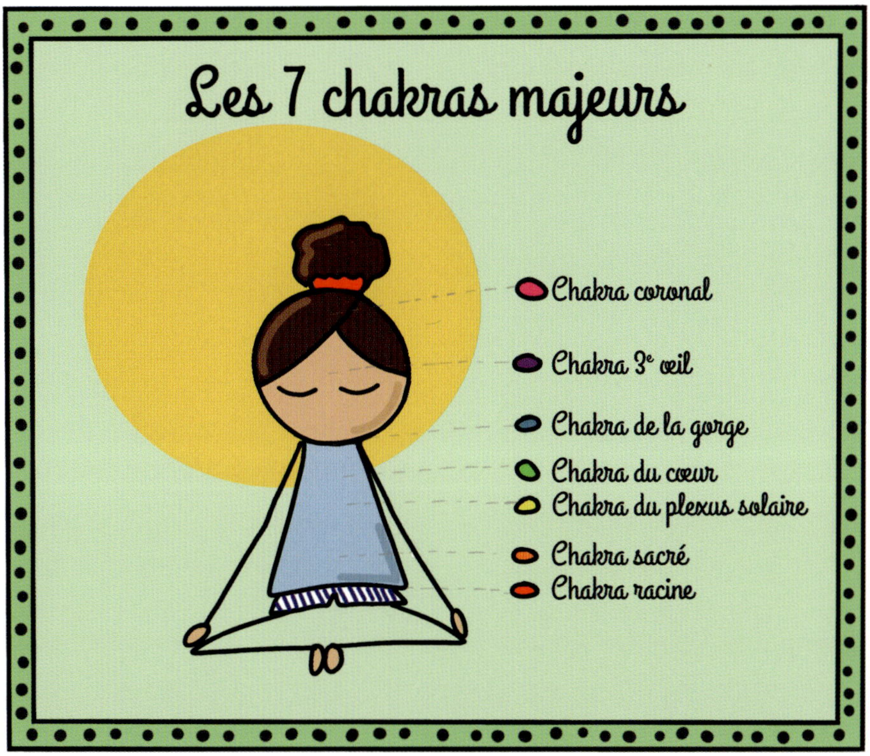
Les 7 chakras majeurs
Chakra coronal
Chakra 3e œil
Chakra de la gorge
Chakra du cœur
Chakra du plexus solaire
Chakra sacré
Chakra racine

La première fois que l'on m'a parlé de cette pratique, j'ai trouvé la méthode de soin assez surprenante, un peu mystique. En toute sincérité, je n'y croyais pas du tout. Je me disais que les soins fonctionnaient par effet placebo, parce que les patients voulaient bien y croire. Je trouvais que les gens étaient bien crédules !

Un matin de septembre 2015, mon amie Noémie, praticienne Reiki niveau Okuden me propose de me faire un soin. Je lui parle fréquemment de mes insomnies et elle arrive à me convaincre que le Reiki peut me libérer. Je ne dormais pas plus de trois ou quatre heures par nuit depuis plusieurs semaines. Je tente l'aventure en me disant que je n'ai rien à perdre !

En début de séance, il faut émettre une intention. Je lui dis que je souhaite retrouver un sommeil profond et réparateur. Elle me demande de visualiser cette intention pendant l'heure qui va suivre, de m'imaginer dormir profondément et me réveiller en pleine forme. Noémie commence la séance. Je suis allongée, les yeux fermés. Elle met une musique de relaxation très apaisante. Toutes les trois minutes, une cloche sonne. C'est le gong qui indique qu'il faut changer la position des mains afin de travailler sur un autre chakra.

Sur le chakra de la couronne, en haut du crâne et sur celui du troisième œil, sur le front, je ne ressens rien. Je suis juste détendue, les yeux fermés. La musique me fait somnoler. Noémie place ses mains sur mon visage, puis sous ma tête. Je me laisse bercer par la musique.

Lorsqu'elle passe au chakra de la gorge, il se produit quelque chose d'assez surprenant. Je ressens un fluide froid passer. J'ai l'impression qu'elle desserre un étau sur ma mâchoire. Pourtant, ses mains sont juste délicatement posées sur ma gorge. Mais je ressens physiquement l'énergie ! C'est tellement étrange !

Elle poursuit sur les autres chakras, cœur, plexus solaire, sacral et racine. Selon les zones, les impressions sont très différentes : souffle tiède, énergie chaude, impression de fluides. C'est incroyable de sentir les énergies de cette manière. La séance dure une heure. Lorsqu'elle se termine, j'ai la sensation d'avoir dormi, pourtant je suis bien consciente de ce qu'il s'est passé.

Nous débriefons pendant quelques minutes sur le soin. Moi qui avais énormément de préjugés sur cette méthode, je suis terriblement surprise ! C'est assez incroyable de ressentir les énergies de manière « palpable ».

Après cette séance, je me sens détendue et profondément relaxée. Mes paupières sont lourdes. Je sombre dans le sommeil.

La nuit qui a suivi ce soin, j'ai dormi 12 heures… Ensuite, j'ai retrouvé un sommeil profond et apaisé. Je dormais 8 heures par nuit, sans me réveiller.

Depuis ce jour, je suis fascinée par cette méthode de guérison, douce et efficace. Tous les maux physiques ont une origine émotionnelle. Le Reiki permet de soigner sans avoir recours à des médicaments. Si j'avais parlé de mes insomnies à mon médecin généraliste, il m'aurait certainement recommandé des somnifères… Le Reiki guérit de façon naturelle. Il libère les obstacles énergétiques, traite les troubles tels que les maux de tête, le stress, la fatigue, et les tensions liées à des blocages émotionnels.

Ce soin peut donc apaiser tout type de dysfonctionnement aigu ou chronique, que ces affections soient « purement physiques » (douleurs, tensions, blessures, etc.) ou davantage liées au mental (troubles du comportement, de l'alimentation, manque de confiance en soi, peur, anxiété, dépression).

En septembre 2016, j'ai suivi une formation pour être praticienne Reiki niveau Shoden afin de pouvoir à mon tour prodiguer des soins à mes proches.

C'est une pratique que je vous recommande vivement pour renforcer votre bien-être au quotidien. La fédération française de Reiki vous indiquera où trouver un professionnel proche de chez vous.

À garder en tête !

- Vous démarrerez le sport grâce à votre motivation et vous continuerez grâce à l'effet « routine ».
- Définissez un objectif sportif. C'est un motif d'action, il vous aidera à ne jamais lâcher.
- Le sport, pratiqué avec modération, est l'allié de votre santé.
- Soyez toujours à l'écoute de vos sensations lors de votre pratique sportive.
- Un bon sommeil est fondamental pour avoir une vie saine.

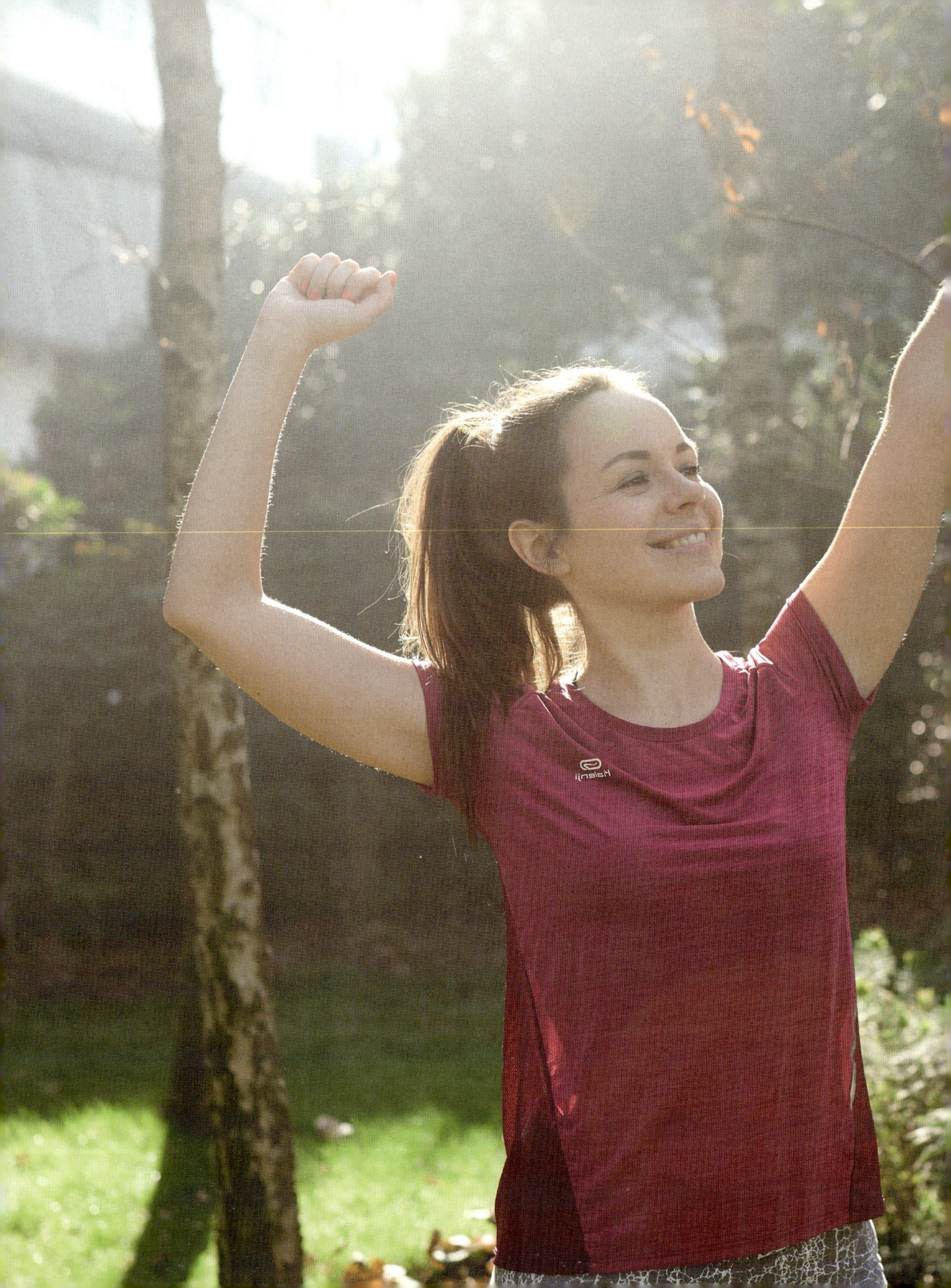

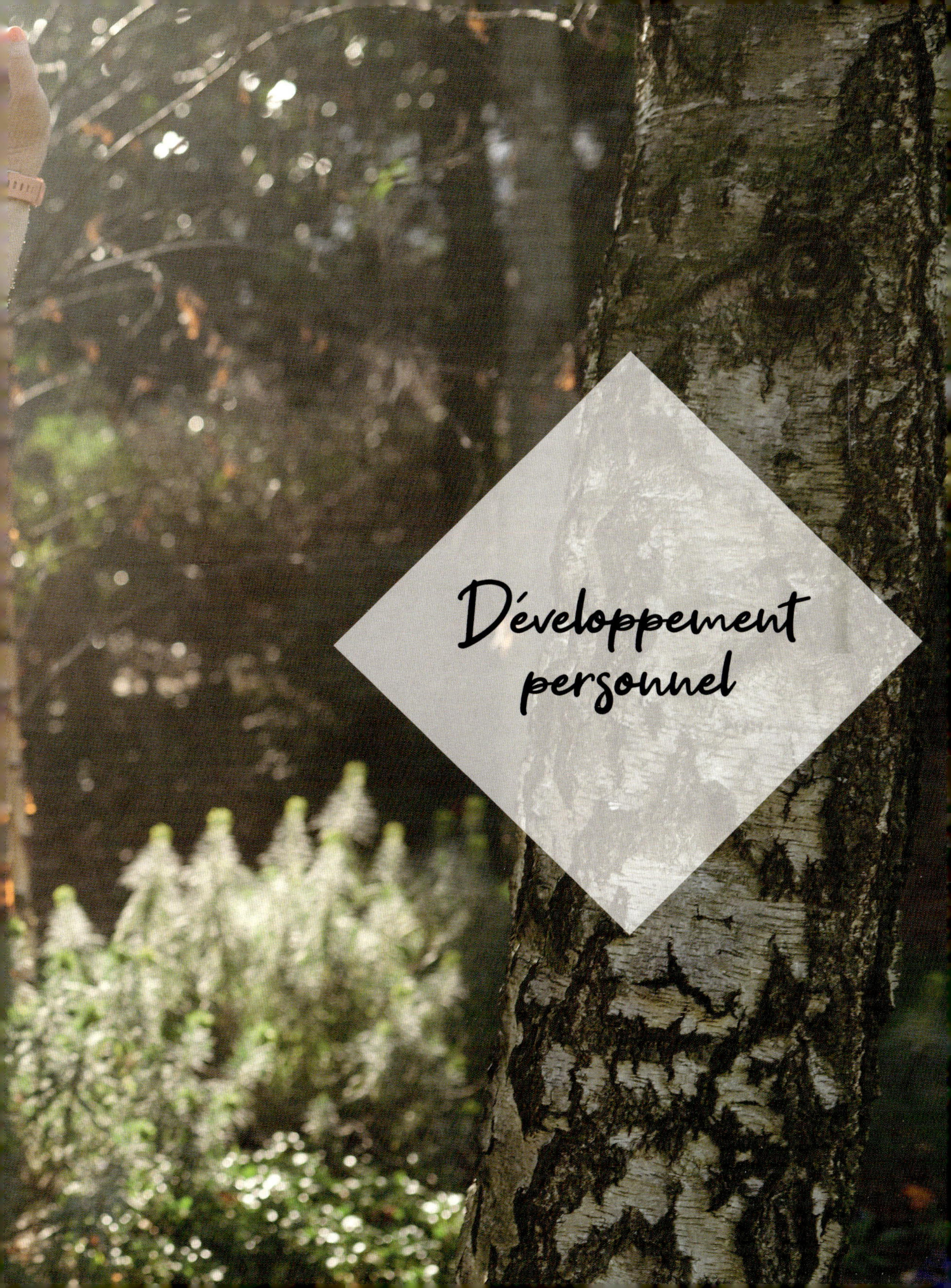

Développement personnel

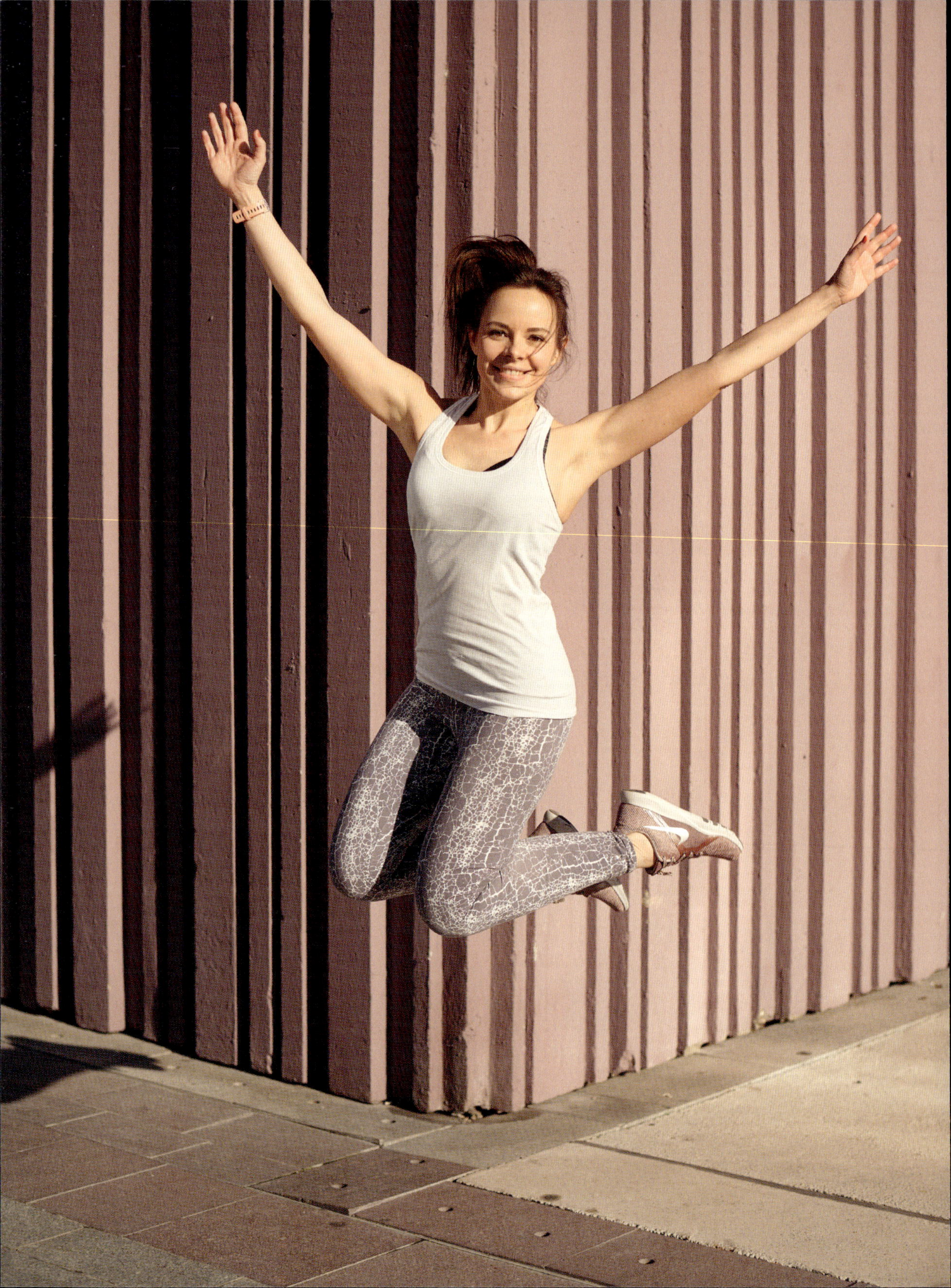

Pour Noël 2015, mon amie Noémie, très portée sur le développement personnel, m'offre *Le défi des 100 jours, pour une vie extraordinaire*, de Lilou Macé. C'est un cahier d'exercices pour découvrir son potentiel. À travers cet ouvrage, je découvre les grands principes du développement personnel, j'apprends à me fixer des objectifs de vie et à les atteindre. Je prends confiance en moi, j'apprends à donner le meilleur de moi-même. En 100 jours, je passe d'assistante de direction malheureuse au travail, à blogueuse professionnelle et passionnée ! Depuis lors, je n'ai cessé de multiplier les lectures pour atteindre l'épanouissement, mieux me connaître, améliorer mes compétences et bonifier mes relations.

Cela fait seulement trois ans que je m'intéresse à ces thématiques passionnantes, et je réalise que c'est un travail essentiel pour avoir une vie équilibrée et saine. **Le sport et l'alimentation sont à notre corps ce que le développement personnel est à notre âme.** Si l'on fait du sport et un rééquilibrage alimentaire pour avoir une vie saine, on ne fait que la moitié du chemin. Il faut écouter ce que nous dit notre tête et notre cœur pour être vraiment épanoui. Les raisons qui devraient vous pousser à vous intéresser au développement personnel sont nombreuses : relever les défis que la vie met sur votre chemin, combattre vos peurs, devenir une meilleure version de vous-même, favoriser votre réussite professionnelle ou encore stimuler votre créativité.

Il y a une phrase magnifique de Teilhard de Chardin : « *Nous ne sommes pas des êtres humains vivant une expérience spirituelle. Nous sommes des êtres spirituels vivant une expérience humaine.* » Nous ne nous résumons pas à une enveloppe charnelle, nous sommes tellement plus que cela.

L'alignement avec nous-même devrait être une démarche permanente et un travail constant pour être en phase. Si la tête prend le dessus sur le corps, nous voilà victime de stress, tensions, insomnies… À l'inverse si le corps s'exprime, nous souffrons de douleurs chroniques, migraines, lombalgies…

Écouter son cœur permet d'équilibrer notre être par la prise de choix qui nous conviennent (faire un travail en accord avec nos valeurs, côtoyer des personnes positives qui enrichissent nos vies, pratiquer des activités qui nous passionnent et révèlent le meilleur de nous -même).

Pourquoi ? Parce que cela nous permet d'agir dans notre intérêt, de faire ce que l'on aime et d'oser être soi.

Voici les principes de base du développement personnel à mettre au cœur de sa vie.

LA MÉDITATION

J'ai découvert la méditation début 2016. Je connaissais de nom mais je ne savais pas trop ce qu'il fallait faire. J'imaginais une activité un peu mystique, pratiquée par les moines bouddhistes au fin fond du Tibet. En réalité, la méditation est l'art de vivre en pleine conscience, d'être dans le moment présent à 100 %. C'est une pratique qui nous aide à comprendre notre mental et à ne plus se batailler avec lui. Elle n'est liée à aucune croyance ou religion.

J'ai commencé à pratiquer avec l'aide de méditations guidées. Je me sentais bien incapable de faire cela seule. Je n'aurais pas su quoi faire. Je m'obligeais à répéter l'exercice chaque jour pendant une dizaine de minutes. La voix me guidait, m'apprenait à me concentrer sur l'instant présent en posant mon attention sur ma respiration et les sensations de mon corps. Pendant les six premiers mois, j'avais la sensation d'être mauvaise élève. Mon mental était très dissipé ! Je n'arrivais pas à me concentrer bien longtemps. En l'espace de quelques secondes, je passais de *« Ressentez le souffle chaud dans vos narines, les mouvements du ventre, les poumons qui se gonflent »* à *« Je vais mettre mon legging rose à laver pour pouvoir le shooter demain pour Instagram »*… *« Si vos pensées vagabondent, ne les jugez pas et revenez à votre respiration »*… Ha bah oui tiens… Mes pensées s'agitaient dans tous les sens ! En réalité, c'est tout à fait normal, et il faut des mois de pratique pour maîtriser sa concentration. Après trois ans de méditation régulière, je maîtrise de mieux en mieux le flux de mes pensées. Tout du moins, je me rends compte plus rapidement quand je commence à planifier les courses pour le dîner en plein milieu d'une séance…

La méditation a de nombreux bienfaits. Elle m'a apporté une meilleure gestion de mon stress. Je ne suis plus du tout anxieuse, comme je pouvais l'être auparavant. Je m'endors plus rapidement. Je me concentre plus longtemps. Et surtout, cette pratique m'a appris à prendre du recul par rapport à ce qui m'arrive au quotidien. De la même manière qu'on apprend à observer ses pensées sans les juger, la méditation nous enseigne à observer avec beaucoup de recul ce qui se passe dans nos vies.

La méditation est également excellente pour la santé. Une étude publiée en 2003 par Richard Davidson et Jon Kabat-Zinn, *« Alterations in brain and immune function produced by mindfulness meditation* », a mis en lumière le lien entre méditation et immunité. Elle est de plus en plus pratiquée dans les hôpitaux. La respiration profonde agit sur le système hormonal, vasculaire et musculaire en augmentant la production d'anticorps dans le système immunitaire.

Comment méditer chez soi ?

Définissez le moment qui vous convient le mieux

Pour ma part, je pratique toujours la méditation dans mon lit, le soir. J'ai conscience que ce n'est pas ce qu'il y a de plus commun. La plupart des gens pratiquent assis et de jour. Pourtant, j'aime ce moment apaisant qui clôt ma journée. J'ai besoin de ces quelques minutes pour calmer le flux de mes pensées et m'endormir plus facilement.

Choisissez le moment qui vous convient le mieux. Cela peut être le matin au réveil pour commencer positivement votre journée. Vous pouvez également pratiquer en revenant du travail le soir pour quitter le stress accumulé au fil des heures. L'essentiel est de trouver un moment qui vous convient et que vous pouvez dédier, chaque jour, à quelques minutes de méditation.

Créez un environnement agréable

Lorsque je médite, je vaporise une brume d'oreiller à la camomille et néroli sur mon lit. L'huile essentielle de néroli aide à apaiser l'anxiété et le stress. Elle communique un sentiment de paix intérieure. L'huile essentielle de camomille favorise l'apaisement du système nerveux et l'endormissement. Sentir ces odeurs réconfortantes fait partie de mon petit rituel de méditation. Je vaporise la brume, j'éteins les lumières et je consacre dix minutes à la pleine conscience.

Créez l'environnement qui rendra votre moment de méditation confortable. Allumez des bougies, faites brûler de l'encens, lancez une musique douce, installez plein de coussins moelleux dans un fauteuil… Enlevez vos chaussures, choisissez des vêtements confortables. Bien évidemment : coupez votre portable !

Trouvez votre posture

Comme je vous le disais précédemment, je médite allongée ce qui est assez peu commun. On est loin de la position traditionnelle du lotus. J'ai essayé à plusieurs reprises de méditer assise en tailleur mais je me suis rendu compte que cela me procurait des tensions dans le dos, sur lesquelles je focalisais mon attention. Je préfère pratiquer allongée, la tête bien calée dans l'oreiller, les bras le long du corps, paumes de main vers le ciel.

Si vous essayez la position du lotus, placez un petit coussin sous vos fesses, vers le coccyx pour soulager le bas du dos.

Vous pouvez également vous asseoir sur une chaise, sans vous adosser, mains sur les genoux, les paumes vers le ciel.

Quelle que soit la position choisie, votre esprit comme votre corps doivent être droits et ouverts.

Fermez les yeux. C'est parti ! En fait non, lisez d'abord les exercices qui suivent puis fermez les yeux. Sinon, ça va être compliqué.

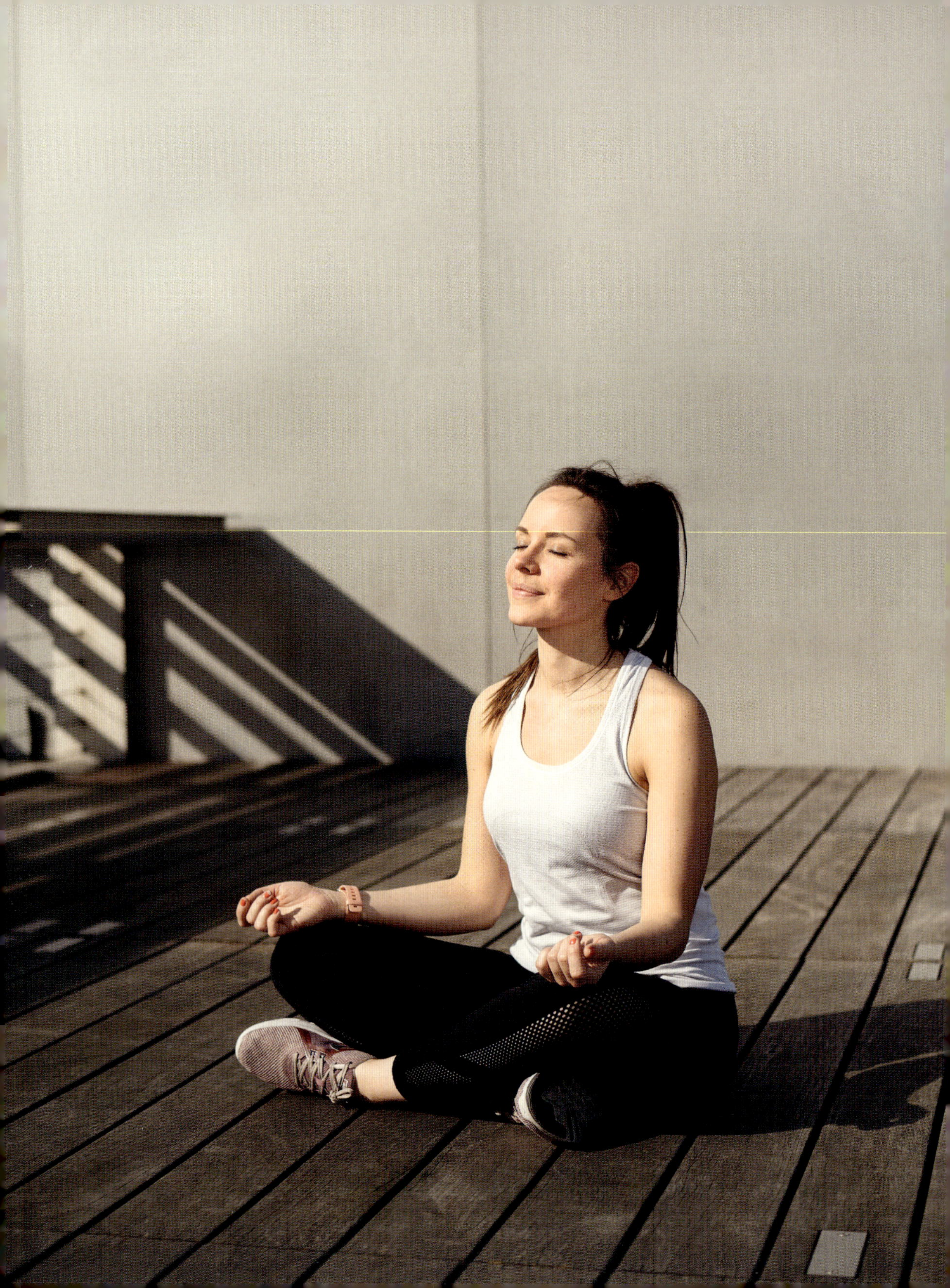

Méditation : trois exercices de base

La respiration

Prenez une grande inspiration sur quatre temps. Bloquez votre respiration sur quatre temps. Expirez sur quatre temps. Restez les poumons vides sur quatre temps. Répétez cette opération quatre fois. On appelle cela la respiration carrée. Elle est très efficace pour se relaxer rapidement.

Dirigez maintenant votre attention sur vos sensations corporelles. Que notez-vous sur votre corps ? Observez vos émotions. Comment vous sentez-vous ?

Dirigez maintenant votre attention sur votre respiration. Sentez l'air frais qui entre et qui sort de vos narines. Observez ce qui se passe. Peut-être que l'inspiration est plus courte que l'expiration. Observez l'air chaud qui sort de vos narines. Gardez votre attention sur votre respiration. Votre abdomen et vos côtes se soulèvent comme des vagues.

Au départ, cela peut vous sembler difficile. Votre esprit vagabonde. C'est tout à fait normal. Lorsque vous vous en rendez compte, reposez votre attention sur votre souffle.

Le balayage corporel

Observez ce qui est présent maintenant en vous : quelle est votre météo intérieure ? Comment vous sentez-vous ? Quelles sont vos émotions ? Avez-vous des tensions ? Accueillez toutes les réponses sans jugement. Vous êtes un observateur bienveillant.

Respirez simplement, sans modifier ou contrôler votre souffle.

Posez votre attention sur votre corps, sur toutes les zones en contact avec le support sur lequel vous êtes installé. Posez votre attention pendant une dizaine de secondes sur chaque partie du corps : l'arrière de votre tête, votre nuque, votre dos, vos bras, vos fesses, vos cuisses, vos mollets, vos talons, vos doigts de pieds. Faites un scan complet de chaque partie de votre corps. Observez vos sensations physiques. Vous êtes de plus en plus détendu.

Pour clôturer cet exercice prenez trois respirations profondes et relaxez-vous complètement lors des expirations. Ensuite, laissez votre souffle reprendre son rythme naturel.

Le contrôle des sens

Cet exercice va vous permettre de travailler votre concentration. Une fois installé dans votre position de méditation préférée, gardez les yeux ouverts.

Commencez par observer ce qu'il y a autour de vous. Décrivez dans votre tête les objets et les couleurs.

Fermez les yeux et posez votre attention sur le goût dans votre bouche. Est-il neutre ? Peut-être est-ce le goût du café bu ce matin ou de la clémentine mangée après le dîner ?

Observez ensuite les sons autour de vous, sans aucun jugement. Qu'entendez-vous ? Des travaux, le vent dans les rideaux, le chat qui miaule ou peut-être le silence. Observez sans aucun jugement.

Concentrez votre attention sur votre odorat. Quelles odeurs vous parviennent ? Le pain grillé et le café du petit-déjeuner ? La lessive des draps propres dans lesquels vous méditez ? Inspirez profondément et calmement.

Posez votre attention sur les zones de contact entre votre corps et le support sur lequel vous êtes. Refaites un balayage corporel. Pour chaque zone, focalisez votre attention sur ce que vous touchez. Le tissu est-il doux ? Chaud ?

Pour clore cet exercice, prenez trois respirations profondes.

APPRENDRE À S'AIMER

Vous avez acheté et ouvert ce livre aujourd'hui parce que vous êtes en quête d'un « vous » meilleur. Vous souhaitez rendre votre quotidien plus sain, prendre de nouvelles habitudes, faire du sport, manger mieux.

Pourquoi ? Quelle est votre motivation profonde ? Qu'est ce qui va guider vos actions dans les jours, semaines ou mois à venir ? Pourquoi allez-vous choisir d'enfiler vos baskets et d'aller courir plutôt que de regarder la dernière saison de *Game Of Thrones* dans le canapé ? Pourquoi allez-vous opter pour un muffin maison au goûter à la place d'une pile de *Petit Écolier*, si simple à sortir du sachet ?

Parce que vous vous aimez et vous vous respectez. Vous voulez le meilleur pour vous-même. Bravo !

S'accepter et apprendre à s'aimer, c'est la nouvelle tendance. On voit ça partout. Le mouvement body positive rencontre un succès incroyable. C'est un mouvement né aux États-Unis dans les années 90. Le réseau social Instagram lui a donné un second souffle ces dernières années. Le message principal est d'apprendre à s'aimer tel que l'on est, à s'accepter. On apprend aux jeunes femmes à aimer leur gras et leur cellulite, leurs formes et leur corps tel qu'il est. Petit à petit, le mouvement devient source de réprobation, envers les personnes en surpoids qui cherchent à maigrir et envers les personnes menant un « healthy lifestyle », accusées d'orthorexie.

Le message de départ est fort et beau : apprendre à s'aimer, quoiqu'il arrive. Mais je trouve qu'il ne va pas assez loin. En tout cas, lorsqu'on se penche sur la question, on se retrouve souvent face à des témoignages un peu superficiels de femmes qui ont accepté leur poids, même s'il ne correspond pas aux normes imposées par notre société. L'acceptation est physique. Elles bâtissent l'amour qu'elles se portent en fonction du regard qu'elles portent sur leur corps. Aujourd'hui, j'ai envie de vous emmener un peu plus loin sur le chemin de l'acceptation de soi. J'ai envie que ce livre vous apprenne à vous aimer, non pas pour votre physique, mais pour tout ce que vous apportez au monde. Attention, je ne dis pas que s'aimer physiquement n'est pas important. Bien au contraire. C'est essentiel de se sentir bien dans son corps et de s'accepter. Selon moi, c'est une première étape qui devrait systématiquement mener à un travail plus profond sur l'amour qu'on se porte. Apprendre à vous aimer inconditionnellement (et non simplement physiquement) et à vous accepter est une étape cruciale. Il vous sera impossible de prendre correctement soin de vous si vous ne vous aimez pas. Auriez-vous envie de prendre soin d'une personne que vous détestez ? Moi non.

Nous sommes la source du jugement

Pendant longtemps, j'ai eu la sensation que mon corps ne reflétait pas qui j'étais. Lui et moi, on était deux entités bien distinctes. J'avais fait de ce compagnon de route un adversaire plutôt qu'un partenaire. J'en aurai bien commandé un autre sur Amazon, avec moins de cellulite, moins de gras, un nez droit et des cheveux ondulés.

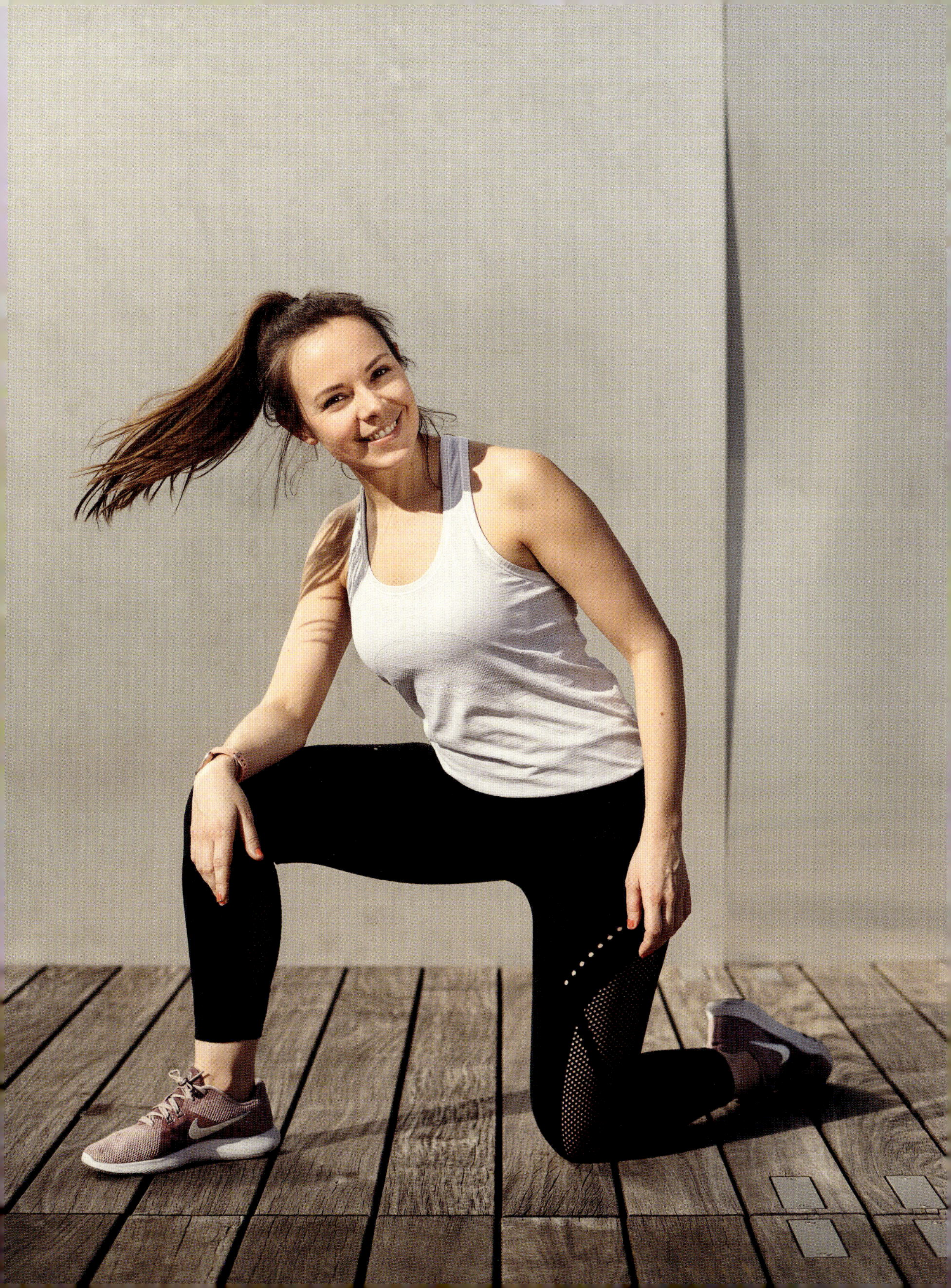

Le développement personnel, plus que le sport et l'alimentation, m'a aidée à faire la paix avec mon corps, à trouver une unité entre lui et moi. J'ai pris conscience que les complexes sont une forme de souffrance qu'on s'inflige à soi-même, qui naît en nous. Franchement, pensez-y, avez-vous réellement des personnes autour de vous qui critiquent votre physique ? (Si oui, virez-les de votre vie, elles n'ont rien à y faire. Elles ne sont pas bienveillantes).

En réalité, la plupart du temps, on se critique tout seul. Nous sommes la source de toute cette énergie négative.

Aujourd'hui, j'ai fait la paix avec moi-même. Évidemment, il y a des matins où je me trouve une mine peu ragoûtante. Certains jours, j'ai envie d'être plus fine ou plus musclée. Mais la majorité du temps, je suis en paix avec moi-même. Lorsque j'ai plus de mal à poser un regard bienveillant sur moi, je me rappelle ces trois choses : l'essentiel est d'être en bonne santé, la vie est trop courte pour que je sois complexée, et puis en plus, tout le monde s'en fiche.

Oui, c'est une réalité. Tout le monde s'en fiche. Je ne dis pas ça dans le mauvais sens. C'est uniquement pour vous rappeler qu'il n'y a que vous qui bloquez sur vos défauts. Quand vous traversez la plage en maillot de bain, pensez-vous réellement que les vacanciers sont tous concentrés sur votre petit fessier ? Et bien non, la plupart des gens sont centrés sur eux-mêmes, sont dans leurs pensées, regardent le paysage, dorment, parlent avec leur voisin. Et puis s'ils le regardent ce petit fessier, c'est plutôt flatteur. C'est qu'il attire l'œil !

Bref, revenons à nos moutons. Ce qui m'a aidée à m'accepter, c'est la prise de conscience de mes qualités autant que de mes défauts. Oui, j'ai des petits bourrelets quand je m'assois, le ventre gonflé le soir et un peu de cellulite sur les cuisses. Mais j'ai aussi une jolie bouche, la taille marquée et des hanches féminines. C'est curieux de parler de soi comme ça, non ? On n'a pas l'habitude d'appliquer la bienveillance envers soi-même. C'est mal vu de parler de soi avec de jolis mots. Pourtant ce n'est pas du narcissisme. C'est de l'amitié envers soi-même. Nous devrions être notre premier meilleur ami.

La société nous impose tellement d'idéaux… Non pardon, NOUS nous imposons tellement d'idéaux. On ne voit que ce qui « cloche » sur nous. Nous sommes la source du jugement envers nous-même.

Maintenant, ça suffit ! Prenez un cahier et notez toutes vos qualités physiques. Accepter son corps, c'est prendre conscience de ses atouts. Vous n'êtes pas obligés d'aimer chaque partie de vous mais vous devez connaître vos points forts. Vous avez le droit et vous devez poser un regard d'amour sur vous-même.

Lâcher la balance

En 2014, lorsque je préparais mon premier semi-marathon, je me pesais tous les matins. J'avais mon petit rituel. Je me levais, j'allais aux toilettes. Je me dirigeais ensuite vers la salle de bains. Je me déshabillais. J'enlevais absolument tout, même l'élastique dans les cheveux. On ne sait jamais, ça pourrait ajouter trois grammes sur la balance. Je montais sur le pèse-personne chaque matin. Cette petite tradition matinale déterminait mon humeur du jour. Si le chiffre était le même que la veille ou baissait, j'étais ravie. Je passais une journée productive et joyeuse. Si le chiffre montait de quelques grammes, j'étais au bout du tunnel. Mon humeur noircissait instantanément. Seule une pesée positive, le lendemain matin, pouvait me redonner le sourire.

Un jour, j'ai pris conscience que mon comportement n'était pas sain et que ces pesées quotidiennes me pourrissaient la vie. Je ne voulais plus me réduire à un chiffre. J'ai arrêté de me peser. Au début, c'était très bizarre. J'avais la sensation d'être une hors-la-loi. Je n'avais pas fait quelque chose que j'aurai dû faire. Je culpabilisais. J'avais peur de grossir. Je vais vous avouer quelque chose. J'ai grossi. Trois ou quatre kilos se sont installés. Rien de grave. Mon corps reprenait tout naturellement son poids de forme. Sans m'en rendre compte, en ne me pesant pas, j'avais mangé plus spontanément. Je ne me posais plus de question. Je m'alimentais naturellement sans me dire : *« Si je mange cette banane est-ce que je ferai 100 g de plus demain ? Je vais plutôt prendre une pomme. »*

En mettant mon pèse-personne au placard, mon poids s'est stabilisé à 56 kg et n'a plus jamais bougé. C'est mon poids de forme. Bien sûr quand je pars en vacances et que je mange des glaces à gogo, je prends un peu de poids. À mon retour, je reprends une alimentation équilibrée et intuitive. Les kilos partent et je me stabilise à nouveau à 56 kg. Pas besoin de balance. Mon corps sait se réguler. Je ne me pèse plus, ou tout du moins, je me pèse très rarement. Et je ne m'en porte pas plus mal !

La première étape pour apprendre à vous aimer est de réaliser que vous n'êtes pas juste un corps. Vous n'êtes pas un chiffre sur la balance ou une taille de vêtement. Votre poids n'a aucun rapport avec votre capacité à être aimé, à avoir une vie sociale formidable ou à être épanoui.

Jetez votre pèse-personne ! (Bon en fait non, cachez-le juste dans le placard ou confiez-le à mémé pendant un temps. Ça vous évitera de le racheter) Faites-vous confiance. Vous n'avez pas besoin de vous peser pour vous aimer. Bien au contraire.

Regardez-vous dans le miroir. Observez-vous avec bienveillance, pas seulement de l'extérieur. La balance ne saura pas vous dire si tel ou tel aliment vous fait du bien ou non, si ce jean vous met en valeur ou si vous êtes carencé. Soyez à l'écoute de vos sensations. Il faut du temps pour apprendre à s'aimer. Patience et bienveillance sont vos deux nouveaux meilleurs amis.

Arrêter de se comparer aux autres.

Je ne te jette pas la pierre, Pierre. Je me suis comparée aux autres pendant longtemps. C'est un très mauvais réflexe que l'on a lorsque l'on manque d'amour pour soi. En 2016, j'ai couru le Marathon de Paris sous 24 degrés avec un legging parce que je me comparais aux autres participantes : *« Elles n'ont pas de cellulite donc je vais cacher la mienne sous un legging. »* J'ai tellement regretté de ne pas avoir mis un short !

Aujourd'hui, je n'en ai plus rien à faire ! J'ai couru en short tout l'été, le cuissot libre et décomplexé. Doux Jésus, ça fait du bien !

Arrêtez de vous comparer aux autres, c'est essentiel pour apprendre à vous aimer. Chaque personne est unique, avec ses qualités et ses défauts. Est-ce que l'oiseau reste sur sa branche en se disant *« Le poisson, lui, il sait nager et pas moi. Alors je vais rester à ne rien faire et à me critiquer pour mon manque de nageoires »*. Bien sûr que non ! Car il a bien d'autres attributs et capacités que le poisson n'a pas ! Vous êtes un oiseau, tout mignon et capable de conquérir le monde ! Identifiez vos qualités et exploitez votre potentiel.

Investir du temps pour soi

Il nous faut un an pour apprendre à marcher et trois ans pour parler et nous faire comprendre (à peu près) correctement. Nous passons 15 ans de notre vie à apprendre à lire, à compter, à connaître l'histoire du monde, les mathématiques et le français. Il nous faut plusieurs années pour apprendre un métier. Nous investissons un temps considérable de notre vie à réaliser notre carrière.

Et combien de temps investissons-nous pour nous-même ? Très peu. La plupart des gens trouvent compliqué de prendre dix minutes par jour pour méditer.

Pour être bien avec vous-même, pour réellement apprendre à vous aimer, accordez-vous le temps et l'énergie nécessaires pour cela. Devenez votre priorité. Chaque jour, accordez-vous du temps. Peut-être n'avez-vous que dix minutes. C'est déjà ça ! Vivez ces 10 minutes à 100 % sans vous préoccuper de vos mails, des messages Whatsapp qui affluent sur votre portable ou du dîner à préparer. Ce temps est pour vous ! Prendre soin de soi n'est pas un acte égoïste. Lorsque nous sommes positifs et épanouis, nous envoyons plein de bonnes ondes autour de nous et nous sommes plus disponibles pour les autres.

Exercice

Pendant les sept prochains jours, réalisez chaque jour une activité de la liste suivante :

- ❒ Faire une liste de trois belles choses qui vous sont arrivées aujourd'hui
- ❒ Faire 10 minutes de méditation
- ❒ Mettre la musique à fond et danser dans son salon
- ❒ Aller marcher dans un parc (sans portable, sans musique)
- ❒ Allumer sa bougie préférée
- ❒ S'offrir un bouquet de fleurs

- ❒ Cuisiner son gâteau préféré sans raison
- ❒ Couper son portable pendant au moins deux heures
- ❒ Déjeuner au restaurant seul(e)
- ❒ (Re)lire un livre génial
- ❒ Mettre des draps frais, un pyjama propre et passer la soirée au lit devant Netflix
- ❒ Lister trois affirmations positives (et les répéter tous les jours à partir de maintenant !)
- ❒ S'écrire une lettre à soi-même qu'on relira dans quelques mois
- ❒ Faire une demi-heure de yoga doux
- ❒ Essayer une nouvelle recette healthy
- ❒ S'organiser un week-end de rêve
- ❒ Faire 30 minutes d'étirements
- ❒ Ne pas se maquiller
- ❒ Au contraire, se maquiller comme une chiquita bomba
- ❒ Aller au cinéma
- ❒ Passer une journée sans consulter les réseaux sociaux
- ❒ Recontacter un vieil ami
- ❒ Se coucher 30 minutes plus tôt que d'habitude

- ❒ Écouter un podcast de développement personnel
- ❒ S'offrir un massage (ou se faire un massage)
- ❒ Regarder un film (très) drôle
- ❒ Manger un énorme et délicieux petit-déjeuner fait maison
- ❒ S'offrir une manucure (messieurs, vous y avez droit aussi !)
- ❒ Nager pendant 30 minutes
- ❒ S'habiller comme si on avait un rencard (peut-on encore utiliser le mot rencard en 2019 ?)

Vous avez compris l'idée. Le but de cet exercice est de vous habituer à prendre soin de vous, à investir du temps pour votre bien-être. Apprendre à s'aimer, c'est le travail de toute une vie, un jour après l'autre. On commence maintenant.

La manière dont les autres nous traitent est le reflet du regard que l'on porte sur soi

Si vous ne vous sentez pas suffisamment aimé ou respecté, c'est que vous ne vous aimez pas et ne vous respectez pas assez. Les autres nous renvoient ce que nous pensons de nous-même. Prenons en exemple Amélie. Elle rêve de lancer son business, une épicerie bio et zéro déchet. Elle n'a pas du tout confiance en elle. Elle pense qu'elle n'a pas les épaules pour assumer une telle entreprise. Elle parle d'elle-même négativement. Quel investisseur se dirait *« Je vais miser mon argent sur son business !* » ? Aucun ! Personne ne vous fera confiance si vous ne vous faites pas confiance. Si vous vous dites « *Je vais échouer* », en effet, vous serez inévitablement en situation d'échec. Le monde vous renverra cette énergie négative.

Maintenant, admettons qu'Amélie ait confiance en elle. Elle porte un regard bienveillant sur ses actions, sur l'énergie qu'elle déploie pour atteindre ses objectifs. Elle est déterminée, elle a construit un business plan aussi solide que sa confiance en elle. Les gens autour d'elle se disent « *C'est formidable ce qu'elle fait. Elle est si sûre d'elle. Son business est génial* ». Amélie a beaucoup plus de chances d'atteindre son objectif en adoptant ce mode de pensée.

De manière générale, portez sur vous un regard d'amour, de bienveillance et de compassion. Parlez de vous-même comme vous parleriez d'un(e) ami(e). Respectez-vous. Vous verrez que vous allez petit à petit modifier le regard que votre entourage porte sur vous.

Exercice

Dans votre cahier (ou sur un ordinateur si vous êtes moins old school que moi) écrivez à propos d'un évènement dont vous êtes fier. Cela peut-être un examen réussi, une présentation au travail, une pièce de théâtre dans laquelle vous avez joué, votre premier 10 km. Choisissez un événement fort pour vous. Racontez-le dans les détails. Pourquoi vous rend-il si fier ? Quelles compétences avez-vous exploitées pour y parvenir ? Votre récit doit mettre l'accent sur vos qualités. Le regard que vous portez sur vous à travers ce récit ne doit plus jamais vous quitter.

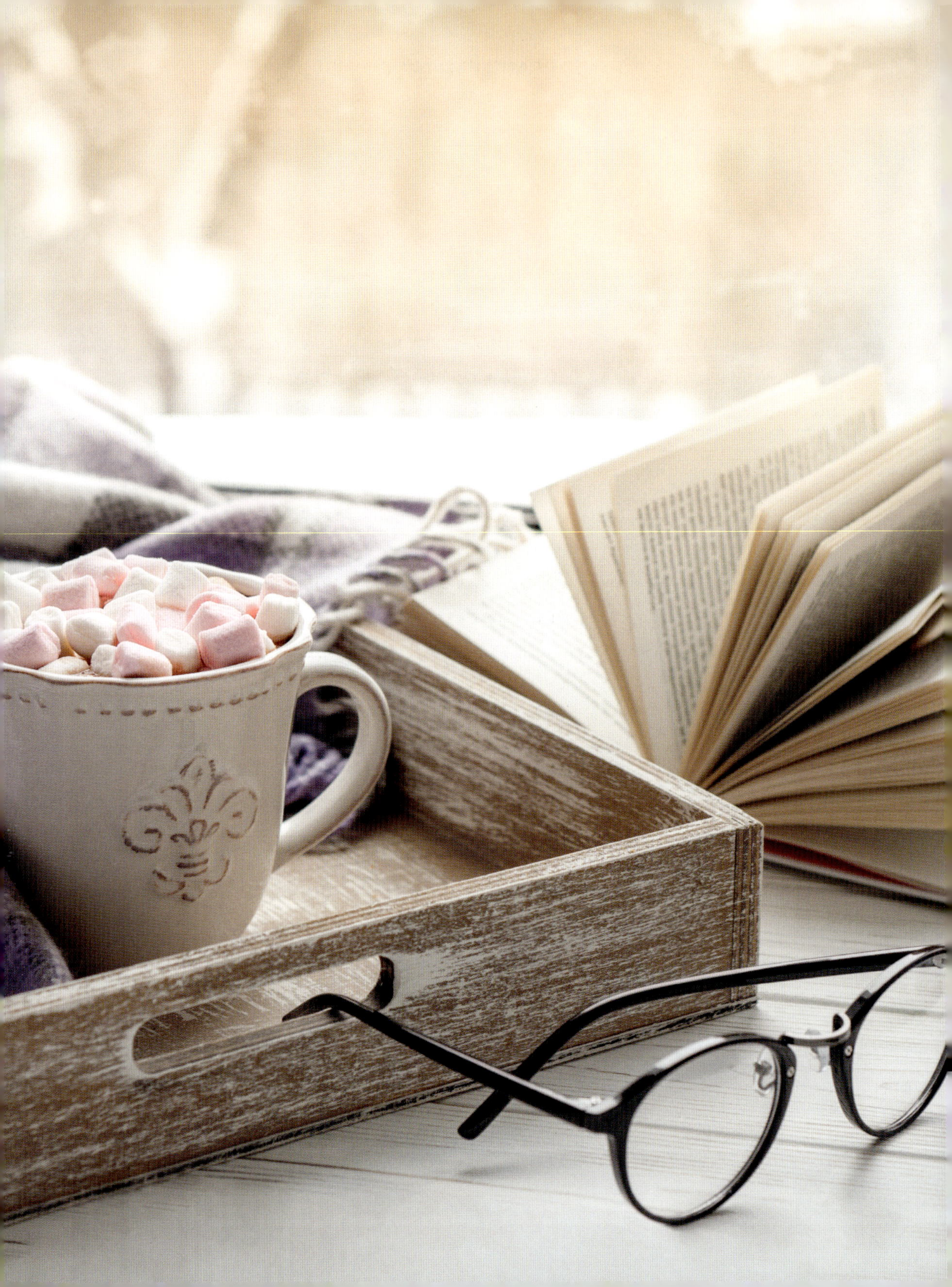

S'aimer ce n'est (surtout) pas que « s'aimer dans le miroir »

Selon moi, se regarder dans le miroir et se dire *« Je suis bien avec ce que je vois »* c'est important mais ce n'est que la moitié du chemin. Il est essentiel de se rendre compte de nos atouts physiques : une bouche pulpeuse, une taille fine, un fessier rebondi, des biscotos bien dessinés ou des abdos tracés. Ok. Et après ? Notre société, focalisée sur l'aspect physique, nous laisse croire que nous aimer, c'est nous aimer physiquement. C'est tellement réducteur ! Résumer l'amour de soi à l'amour qu'on porte à son physique prouve que l'on ne s'aime pas encore.

Pour peindre le portrait de ma maman, je dirais que c'est une femme forte et courageuse, qui s'occupe des autres de façon généreuse. Si je dois décrire mon amie Alexandra, je dirai qu'elle est souriante, tendre, loyale et qu'elle a le cœur sur la main. Si je parle de mon amie Noémie, je vais penser à cette nana extraordinairement positive, qui tire son entourage vers le haut, qui voit le beau en chaque chose.

S'aimer, c'est arriver à poser sur soi, le même regard que l'on pose sur nos proches.

S'aimer et s'accepter, c'est arriver à prendre conscience de nos qualités et de nos défauts avec beaucoup de bienveillance.

Exercice

Aujourd'hui, listez 10 affirmations positives sur vous-même. Voici quelques idées :

1. Je suis chaleureux et attentionné
2. Je suis bienveillant envers moi-même
3. J'ai de l'humour et j'aime rire avec les autres
4. Je suis confiant dans l'avenir
5. Je n'attire que les personnes positives dans ma vie
6. J'attire à moi de belles opportunités
7. Je choisis d'être fier de mes actions du jour
8. Chaque cellule de mon corps est pleine d'énergie et de santé
9. Je suis profondément paisible
10. Je suis créatif et persévérant dans ce que j'entreprends

On pourrait trouver des centaines de phrases comme celles-ci. À vous de trouver celles qui résonnent en vous. Répétez-les encore et encore, chaque soir avant de dormir. Ces affirmations doivent vous rentrer dans le crâne et devenir votre réalité !

Travaillez sur vous-même à partir des critiques que vous émettez à propos des autres.

Ce que nous critiquons chez les autres est souvent le reflet de nos propres failles. Je vais prendre l'exemple d'un homme et d'une femme, comme ça, il n'y aura pas de jaloux !

Thibault est à la salle. Il regarde un type tatoué et très musclé soulever de la fonte à côté de lui. Il pense « *Quel bouffon, avec ses tatouages et ses shakes de créatine. C'est de la gonflette* ».

Pour l'exemple féminin, je vais parler de moi. Purée, je me sacrifie pour ce reportage anthropologique de la haute, plus haute importance. Bref, je suis en soirée, et je vois cette fille, Fanny. Elle porte des talons hauts, un rouge à lèvres criard et une robe à paillettes. Elle se suspend aux cous des garçons et parle fort. Je pense « *Quelle cagole, elle n'a aucune classe* ». Elle m'énerve. Mais vraiment beaucoup.

La critique de Thibault renvoie en réalité à un manque de confiance en lui. Il aimerait être musclé, aimer ce qu'il voit dans la glace et gagner en assurance. Il voudrait renvoyer une image de « bad boy » qui envoie du pâté.

Moi, si je suis honnête avec moi-même, je voudrais être plus féminine, oser porter une robe moulante et prendre la parole haut et fort en soirée, sans me poser de question sur ce que l'on va penser de moi.

Chaque critique que nous émettons envers les autres est une source précieuse d'informations sur nous-même. Prenons le temps d'analyser ce que nous reprochons aux autres. C'est une clé pour comprendre ce qui nous ferait du bien. Cela demande un peu de conscience et d'honnêteté. Être conscient du fait que nous projetons beaucoup sur les autres permet de mieux nous connaître et mieux nous accepter. Passer son temps à critiquer les autres, c'est se rendre compte des difficultés de sa propre vie. Tirons-en du positif. Au lieu de penser *« Cette fille est tellement vulgaire »*, on peut se demander *« Qu'est ce que je pourrais changer chez moi pour me sentir plus féminine et mieux m'accepter ? »*.

À partir d'aujourd'hui, à chaque fois que vous formulez des critiques sur une personne, essayez d'en tirer une leçon vous concernant. Quelle façon de se comporter me crispe au plus haut point ? Pourquoi ? Quel est mon rapport avec cette façon d'agir ou de penser ? Qu'est-ce qui me gêne ? Qu'est-ce que j'aimerais changer ? Une petite remise en question s'impose ! Mais lorsqu'on trouve les réponses à ces questions, je peux vous assurer qu'on fait un pas énorme vers l'amour de soi !

Avoir en confiance en soi

Hooo le vaste sujet ! Je n'ai malheureusement pas de recette miracle type « mes 5 conseils pour avoir confiance en vous dans la minute ». En revanche, j'ai mon avis sur la question et je pense qu'il pourra vous aider à faire votre petit bout de chemin.

Si je vous demande « Avez-vous confiance en vous ? », beaucoup répondront « Non je suis timide », « Je ne suis pas jolie », « Non, je ne suis pas capable de ci ou de ça ».

Or la question est « Avez-vous CONFIANCE en vous » et non « quelle est votre valeur » ? Pouvez-vous compter sur vous-même ? Avoir confiance en soi, c'est avoir confiance en sa capacité à faire des choix qui sont bons pour nous. Je sais ce qui me convient le mieux. Je fais ce que j'aime et non pas ce que les autres voudraient que je fasse, parce que c'est bon pour moi. Je suis épanouie car j'essaie sans peur d'atteindre mes objectifs.

La confiance en soi, c'est toujours s'écouter avant d'écouter les autres. Affirmez-vous. N'ayez pas peur de dire « non » si vous pensez que c'est mieux pour vous.

LA PENSÉE POSITIVE

Avec un peu de recul, je me rends compte que ce qui a fondamentalement changé chez moi, ces dernières années, c'est le regard que je pose sur la vie. J'ai intégré la pensée positive dans mon quotidien. En modifiant la perception de ce qui m'entoure, j'ai eu la possibilité de faire drastiquement évoluer ma vie.

Lorsque je parle de pensée positive, on me rétorque souvent que je navigue dans un monde de Bisounours et d'Arc-en-Ciel. Pourtant non, je ne me voile pas la face. J'ai conscience que tout n'est pas merveilleux. J'ai vécu des épreuves comme tout le monde. Ma meilleure amie, Marine, est décédée dans un accident de voiture à 16 ans. J'ai perdu mon père d'un cancer. J'ai grandi avec un petit frère handicapé.

Ma mère n'a eu de cesse de me répéter cette phrase « Haut les cœurs » que j'ai fini par me faire tatouer. Soyons forts !

La question soulevée par la pensée positive est simple : qu'est-ce que je fais de tout ce qui m'arrive ? Comment est-ce que je réagis aux épreuves que la vie met sur mon chemin ? Est-ce que je baisse les bras ? Je m'effondre ? Je me place en victime ?

Ou alors, je prends le chemin de la pensée positive et je choisis d'en tirer une leçon de vie. Ce sont des expériences qui me rendent plus forte et m'aident à poser un regard neuf sur les choses. J'ai fait le choix d'accorder plus d'attention à ce qui me fait du bien et à ce qui va bien.

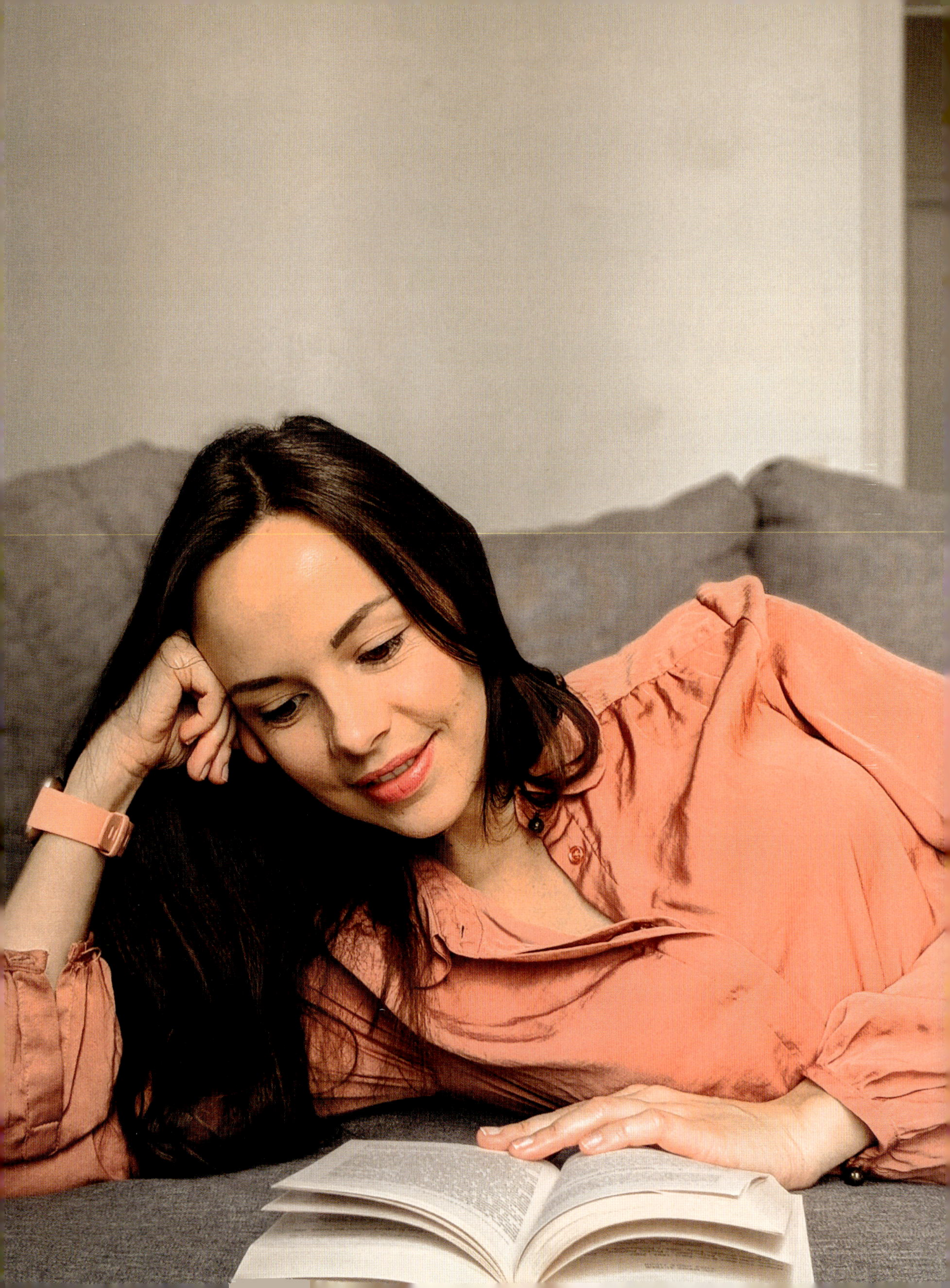

La réalité est riche, chaque situation a de multiples facettes et peut être interprétée de tellement de manières différentes ! Voici les choses à mettre en place pour intégrer, petit à petit, la pensée positive dans votre quotidien.

Multiplier les lectures

Lorsque j'ai réalisé *Le défi des 100 jours* de Lilou Macé, j'ai lu un grand nombre de livres de développement personnel positifs et inspirants. Ces lectures ont façonné mon mode de pensée et m'ont permis d'appréhender la vie d'une toute nouvelle façon. *Les Quatre Accords Toltèques* et *S'ouvrir à l'Amour et au Bonheur* de Don Miguel Ruiz sont riches d'enseignements et touchent le cœur et l'âme. *Ta deuxième vie commence quand tu comprends que tu n'en as qu'une* de Raphaëlle de Giordano, *Transformez votre vie* de Louise Hay, *Oser, Thérapie de la Confiance en Soi* de Frédéric Franget ou encore *Ho'oponopono* de Luc Bodin sont des ouvrages qui m'ont interpellée. Pour développer un mode de pensée positif, multipliez vous aussi les lectures ! Dans le métro, sur la pause déjeuner, le soir avant de dormir, on peut toujours trouver vingt minutes dans sa journée pour s'enrichir !

Arrêter de râler

Il y a trois ans, mes lectures m'ont amenée à découvrir l'ouvrage de Christine Lewicki *J'arrête de râler*. Quelle révélation ! Je me suis rendu compte du nombre de fois par jour où je me plaignais ! L'auteur propose de faire l'exercice suivant : mettre un élastique au poignet et le changer de poignet à chaque fois qu'on râle. Vous n'imaginez pas le nombre de fois où j'ai dû changer l'élastique de côté, les premiers temps ! En prenant conscience de cela, j'ai changé petit à petit mon mode d'expression et ma façon de penser. J'ai pris conscience que ça ne m'avançait à rien de râler à la moindre contrariété. Avant, lorsque j'étais sur le quai du métro et que j'entendais *« En raison de la présence de voyageurs sur les voies, le trafic est interrompu »* je pensais immédiatement *« Bande d'abrutis* (enfin quelque chose dans ce goût-là), *je vais arriver en retard, ça me soûle ».* Maintenant, je préviens que je vais arriver en retard et je patiente. De toute façon, râler ne fera pas venir le métro plus rapidement !

Faites l'exercice ! Vous verrez qu'en chassant petit à petit ces pensées négatives de votre esprit, vous aurez plus de place pour adopter un mental positif.

Faire un régime… de médias !

Il m'est déjà arrivé d'imaginer un journal télévisé des bonnes nouvelles. La présentatrice annoncerait uniquement des informations sympathiques et qui me mettent de bonne humeur. *« Aujourd'hui, JK Rowling vient d'annoncer qu'elle prévoit de sortir le huitième tome des aventures de Harry Potter. À Paris, le Salon du chocolat vient d'ouvrir. L'exposition est gratuite et vous offre des dégustations de chocolats délicieux. Les salles Mk2 viennent d'annoncer qu'elles offriront dorénavant du pop-corn pour tout achat d'une place de cinéma. »* Ce serait cool hein ? (Si vous votez Pauline présidente, je vous promets solennellement de réaliser tout ça)

Comme ce n'est pas pour tout de suite, j'ai fait le choix de ne pas regarder les informations chaque jour. Je ne lis pas le journal. Je ne passe pas mon temps à me tenir au courant de la dernière information. Cela peut sembler curieux. Pourtant, je ne fais pas l'autruche. C'est un choix. Je pars du principe que s'il se passe quelque chose de vraiment important, mes proches me le diront, ou je tomberai sur l'information sur Internet.

Les médias nous abreuvent à longueur de journée d'informations angoissantes qui créent une sorte de fond d'écran négatif dans nos vies. Ils nous laissent dans un état de peur et d'impuissance. Ils noircissent le tableau de la société de façon violente.

Bien évidemment, il est essentiel de s'informer. Mais encore une fois, s'il se passe quelque chose de grave, vos proches vous le diront.

Pendant quelques jours, faites le test et passez au régime sans média. Puis prenez l'habitude de consulter les informations à l'écrit (journaux et sites Internet) plutôt que de laisser les chaînes d'information tourner en boucle sur la télévision.

« Un étudiant demande à Socrate :

– Puis-je vous raconter une nouvelle que je viens d'apprendre ?

Socrate répond : « Est-elle bonne ou mauvaise ? »

L'étudiant : « Mauvaise. »

Socrate : « Concerne-t-elle quelqu'un que je connais ou qui m'est proche ? »

L'étudiant : « Non. »

Socrate : « Peut-elle être validée ou prouvée par quelqu'un que je connais ? »

L'étudiant : « Pas vraiment. »

Socrate : « Vous voulez que je perde mon temps précieux à écouter une nouvelle de quelqu'un que je ne connais pas (...), mauvaise de surcroît, sans que je ne puisse rien y changer ? Non, cela ne m'intéresse pas. »

Platon – Œuvres complètes.

S'entourer de personnes positives

Jim Rohn, auteur à succès, a écrit : « *Vous représentez la moyenne des 5 personnes que vous fréquentez le plus souvent.* » Nous sommes influencés par nos proches, par les personnes avec lesquelles on passe le plus de temps. Assurez-vous de vous entourer de personnes positives et bienveillantes. Pour être heureux, l'une des clés est de s'entourer de gens qui rayonnent ! Posez-vous la question : qui sont les personnes avec lesquelles je passe le plus de temps ? Choisissez vos relations en conscience ! Si vous constatez qu'une personne de votre entourage est néfaste, éloignez-vous un peu. On ne peut pas toujours couper les ponts mais on peut toujours mettre un peu de distance. Pensez à vous avant tout !

Voir le bon côté des choses et changer son point de vue

Imprimez cette citation de Jimmy Dean et collez-la sur votre frigo : **« Je ne peux pas changer la direction du vent mais je peux ajuster mes voiles pour toujours atteindre ma destination. »**

Pour penser positivement, changez de point de vue. Essayez de voir toujours le bon côté des choses. Dans chaque chose, chaque personne, chaque situation, essayez au maximum de percevoir le bon. Encore une fois, il ne s'agit pas de nier la réalité. Les gens profondément optimistes et positifs ont conscience que les amours fanent, les innocents sont parfois punis et la maladie tue. Merci bien. Il est plutôt question de déplacer un projecteur et de placer la lumière sur ce qui va bien. Je choisis, en conscience, d'avoir confiance en moi et en la vie.

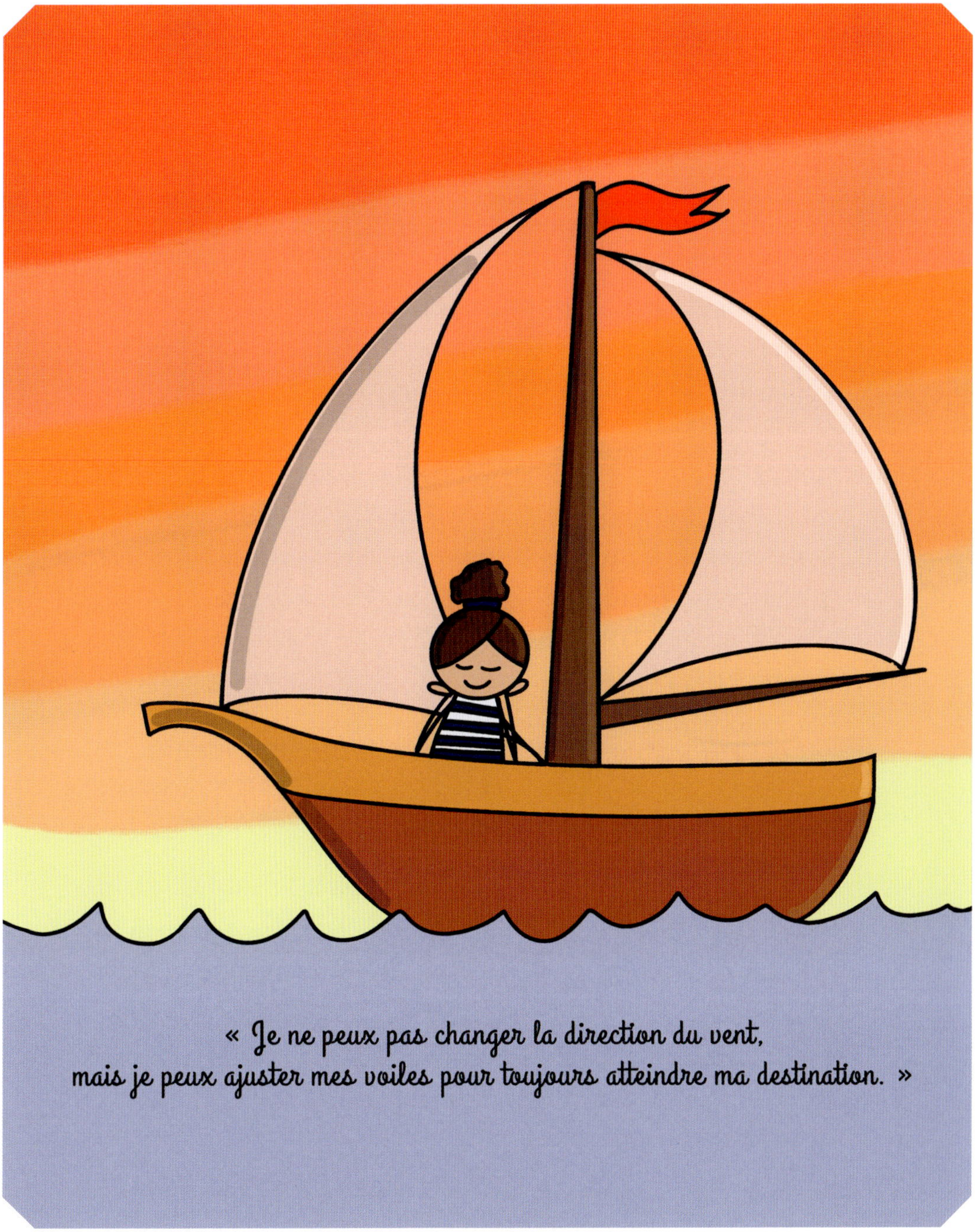
« Je ne peux pas changer la direction du vent,
mais je peux ajuster mes voiles pour toujours atteindre ma destination. »

Avoir de la gratitude

Avoir de la reconnaissance pour ce que notre vie a de merveilleux est essentiel pour avoir une vie heureuse et développer une pensée positive. Ayez de la gratitude quotidiennement. Vous avez un toit, un travail ? Vous avez mangé aujourd'hui ? Soyez reconnaissant pour tout ce que vous avez.

Chaque jour, pensez à dire merci pour les jolies petites choses qui vous sont arrivées : faire un cours de sport avec une amie, déguster un savoureux croissant tiède, recevoir une carte postale au courrier, avoir visionné un film inspirant, atteindre un objectif que l'on s'est fixé… Dans mon Bullet Journal (mon cahier d'organisation !) je note chaque jour trois choses pour lesquelles j'ai envie de dire MERCI.

Le pouvoir de la gratitude est immense. Elle réduit le stress par la prise de conscience de tout ce qui va bien. Elle booste la motivation et le moral. Pratiquer la gratitude, c'est faire le choix conscient de se recentrer sur ce qui va bien.

TROUVER SA VOIE

L'une des choses qui a fondamentalement changé dans ma vie, c'est mon métier. Ce changement a eu un impact énorme sur mon épanouissement au quotidien. Faire du sport et manger sainement, c'est sympa, mais ça ne suffit pas pour avoir une vie saine, pour être épanouie et bien dans sa tête.

Avant, j'étais assistante de direction dans les cosmétiques de luxe. Niveau épanouissement professionnel, j'étais proche de zéro.

Je me levais tous les matins à 7 heures. À 9 heures, j'étais devant mon ordinateur. Je m'occupais des factures, j'organisais des voyages de rêve auxquels je n'étais pas conviée. Je répondais à toutes les petites demandes des divas exigeantes du milieu du luxe... Je sentais chaque seconde passer péniblement. À 17 h 57, je commençais à ranger mes affaires. La délivrance était proche. À 18 h, j'éteignais mon ordinateur. Tchao bye, bye. See you soon. Je me sentais pousser des ailes. Je commençais à vivre ma vie en rentrant chez moi : je cuisinais, je shootais mes petits plats pour le blog, j'écrivais des articles. Chaque matin, j'attendais le soir avec impatience. Chaque lundi, j'attendais le vendredi. Chaque week-end, je rêvais de mes prochaines vacances. Je passais à côté de ma vie mais j'avais déjà le blog qui était une petite bulle d'oxygène.

L'hiver 2015 a été décisif. J'étais extrêmement fatiguée et anxieuse. J'avais du mal à dormir. Je faisais des crises d'angoisse. J'étais proche du burn-out en somme. En remplissant chaque jour *Le défi des 100 jours* de Lilou Macé, mon cahier d'exercices de développement personnel, je me suis rendu compte que mon mal-être venait de mon travail.

Ça ne pouvait plus durer. J'ai démissionné. Pendant quelque temps, j'ai passé des entretiens pour d'autres postes d'assistante avant de me rendre compte en juin 2016 que je ne voulais vraiment plus de cette vie-là. C'était décidé : je serais blogueuse professionnelle !

Les semaines qui ont suivi, j'ai tout mis en œuvre pour atteindre mon objectif. J'ai trouvé un petit job de baby-sitter. Cela me permettait de payer mon loyer et de préserver du temps pour développer mon activité principale. Mes journées de travail étaient bien plus longues qu'en entreprise mais cela n'avait aucune importance. Je faisais ENFIN quelque chose que j'aimais. J'ai découvert cette merveilleuse sensation de me réveiller le matin en ayant hâte de me mettre au travail. J'étais passionnée, je n'avais pas l'impression de travailler.

J'ai compris à cette période que pour avoir une vie saine, le simple combo « sport et brocoli » était trop superficiel. Il faut être aussi bien dans sa tête que dans ses baskets. Pour cela, il faut trouver sa voie ! Êtes-vous heureux au travail ? Que ressentez-vous lorsque vous vous levez le matin ? Pratiquez-vous des activités épanouissantes ?

Dans la culture d'Okinawa, une petite île japonaise, l'Ikigai est perçu comme « une raison de se lever le matin ». C'est votre passion, ce que vous aimez faire, ce qui vous fait vibrer, mais aussi ce qui peut vous faire vivre. L'Ikigai, c'est cette activité que vous pratiquez avec satisfaction, sans voir le temps passer, qui vous procure du plaisir et de l'autosatisfaction. C'est votre mission, votre BUT VITAL ! Connaissez-vous votre Ikigai ?

J'ai beaucoup de chance d'avoir trouvé le mien ! Mon Ikigai dans la vie, c'est la polyvalence dans la création. C'est exactement ce que je fais au quotidien en travaillant sur mon blog : je crée des recettes, je fais de la photographie, je filme, j'écris, j'illustre, je partage au quotidien, sous diverses formes. (Bon, je fais aussi de la comptabilité, et des trucs moins sympathiques hein !)

Aujourd'hui, je veux vous aider à trouver la solution à cette équation peu évidente : celle d'allier passion, talent, service à la communauté ET salaire correct dans un seul et même métier.

Sur un papier, faites 4 colonnes : flow, talents, ce que j'ai envie d'apporter au monde, comment monétiser mes talents et mes valeurs ?

Sous la colonne « flow », listez toutes les activités que vous faites avec beaucoup de plaisir, celles où vous ne voyez pas le temps passer (écrire, dessiner, peindre, cuisiner, bricoler, faire du théâtre, monter des vidéos, parler des langues étrangères…).

Sous la colonne « talents », notez vos aptitudes et dons. Ce sont les talents que vous percevez chez vous. Pensez également à noter les petites choses que vos proches citent lorsqu'ils parlent de vous !

Sous la colonne « ce que j'ai envie d'apporter au monde », écrivez vos valeurs, les choses qui vous tiennent à cœur.

Enfin, sous la colonne « comment monétiser mes talents et valeurs », listez toutes vos idées ! Si vous êtes fan de danse, notez « donner des cours », si vous adorez chanter, écrivez « faire des concerts dans des bars »… Ce sont des exemples très simples. Listez spontanément toutes les idées que vous pouvez avoir pour générer des revenus de vos passions.

L'Ikigai est la somme de tout ce que vous venez d'écrire ! C'est le métier qui a du sens pour vous, mais aussi pour le monde (et pour vos finances !)

Pour trouver votre Ikigai, vous aurez besoin d'un travail d'introspection. Vous devez apprendre à vous connaître. Cela prend du temps. Mais imaginez que d'ici quelques mois, vous viviez d'un travail qui vous passionne. Imaginez votre vie si vous vous leviez chaque matin en ayant hâte de vous mettre au travail.

Alors, vous faites le test ?!

Mon Ikigai

Flow

Talents

Ce que je veux apporter au monde

Comment monétiser mes talents ?

À garder en tête !

- Apprendre à s'aimer est la première étape pour une vie vraiment healthy.
- La méditation est une pratique formidable pour faire le vide et prendre du recul.
- Travaillez quotidiennement la pensée positive. Vous modifierez la perception de ce qui vous entoure pour aller mieux.
- Attelez-vous à trouver votre voie et à pratiquer une activité épanouissante.
- Le développement personnel est la clé de voûte d'une vie saine et équilibrée.

MÉTHODE / COMMENT ATTEINDRE VOS OBJECTIFS ?

Vous avez fait l'acquisition de cet ouvrage pour avoir une vie plus saine (mais pas trop !), pour vous reprendre en main, pour manger mieux, faire la paix avec la nourriture, prendre l'habitude de vous écouter, vous (re)mettre au sport, être en forme, gagner en énergie, apprendre à vous aimer. Bref, pour être bien dans vos baskets et dans votre tête. Vous voilà muni de nombreux outils. Vous savez maintenant comment pratiquer l'alimentation intuitive au quotidien, vous avez trouvé le sport qui vous fait vibrer, vous entamez un travail de développement personnel. Pour être certaine de vous aider à atteindre votre but, j'ai envie de vous proposer des outils pour avancer, prendre soin de vous et parvenir à vos objectifs.

Définir et visualiser l'objectif

La première chose à faire est de définir clairement votre objectif. Peut-être savez-vous précisément ce que vous attendez de ce livre. Si ce n'est pas le cas, il va falloir vous poser les bonnes questions. Qu'est-ce que je veux vraiment ? Perdre du poids ? Me muscler ? Manger mieux ? Arrêter de grignoter ? Ne plus me prendre la tête avec la nourriture ? Avoir une meilleure hygiène de vie ? Ne plus complexer ? Trouver ma voie ? Être épanoui ?

Pour parvenir à répondre à ces questions, je vous conseille l'exercice de l'écriture intuitive. Mettez-vous devant votre ordinateur (ou devant votre cahier !) et écrivez spontanément, sans réfléchir, tout ce qui vous vient. Vos mots doivent venir du cœur. Laissez votre cerveau au placard. Certaines phrases n'auront rien à voir avec le sujet, mais vous trouverez dans votre récit des réponses sincères à vos questions ! L'avantage de l'écriture intuitive est qu'elle nous apporte une vision sans filtre de nos pensées. On écrit sans peur d'être jugé. Je me servais énormément de cet outil à l'époque où j'ai découvert le développement personnel. Je me suis rendu compte que tous mes textes relataient le stress que je ressentais au travail. Cet exercice m'a ouvert les yeux et j'espère qu'il en sera de même pour vous.

Pour définir votre objectif, vous pouvez également réfléchir à une liste de gens qui vous inspirent. Cela peut-être un proche ou une personnalité publique, peu importe. Déterminez les actions et caractéristiques de ces personnes qui vous inspirent et que vous pourriez reproduire.

Lorsque vous pensez à définir votre objectif, ne vous limitez pas. Soyez spontané. Tout est possible.

Ancrez vos objectifs dans la réalité

Vous avez une idée précise de votre objectif, il faut maintenant passer à l'action !

La première chose à faire est d'ancrer vos intentions dans la réalité. Soyez très précis dans l'énoncé de votre objectif. Prenons l'exemple de Julia qui découvre la course à pied. Elle ne doit pas se dire *« J'aimerais réussir à courir »* mais plutôt *« Mon objectif est de courir les 10 km de Lyon le 6 octobre »*. Son objectif est clairement défini, avec une date butoir. Julia a maintenant un but précis, réalisable et ancré dans la réalité.

Ne vous mettez pas des délais trop longs. Plus on a de temps, plus on prend du temps ! En vous fixant des délais un peu plus courts, vous aurez moins le temps de procrastiner.

Le tableau de visualisation

Ça y est, vous tenez votre objectif. Bravo ! Lorsque j'ai un but à atteindre, je me sers toujours de cet outil puissant : le tableau de visualisation. C'est un panneau que vous allez réaliser vous-même et qui va vous permettre de toujours avoir en tête votre but. Cet outil permet de conceptualiser votre objectif.

Sur une grande feuille en carton, je colle des images inspirantes, des mots-clés, des citations. Tout est en lien avec mon objectif. Vous pouvez choisir un autre format, comme par exemple un montage photos que vous gardez en fond d'écran de votre ordinateur, ou une sélection de belles images que vous imprimez et affichez sur votre réfrigérateur. Choisissez un format que vous allez réellement voir tous les jours.

Quand je regarde mon tableau, je suis inspirée et instantanément remotivée. Je relis les phrases de motivation, je scrute les photos. Je me mets dans un état d'esprit de vainqueur. Attention, le tableau n'est pas magique ! À vous de faire le travail. Cet outil est un pense-bête visuel de ce que vous allez réaliser.

Définissez un plan d'action et notez-le !

Reprenons l'exemple de Julia. Elle sait maintenant que son objectif est de courir les 10 km de Lyon le 6 octobre. Il lui faut définir un plan d'action. La première chose à faire est de trouver un programme d'entraînement pour 10 km. Ensuite, je conseille de noter les séances de course à pied directement dans l'agenda. C'est un rendez-vous que Julia prend avec elle-même et qu'elle ne doit pas manquer.

Quel que soit votre objectif, découpez-le en actions à réaliser et notez ces actions dans votre agenda. Pour ma part, j'utilise depuis plus d'un

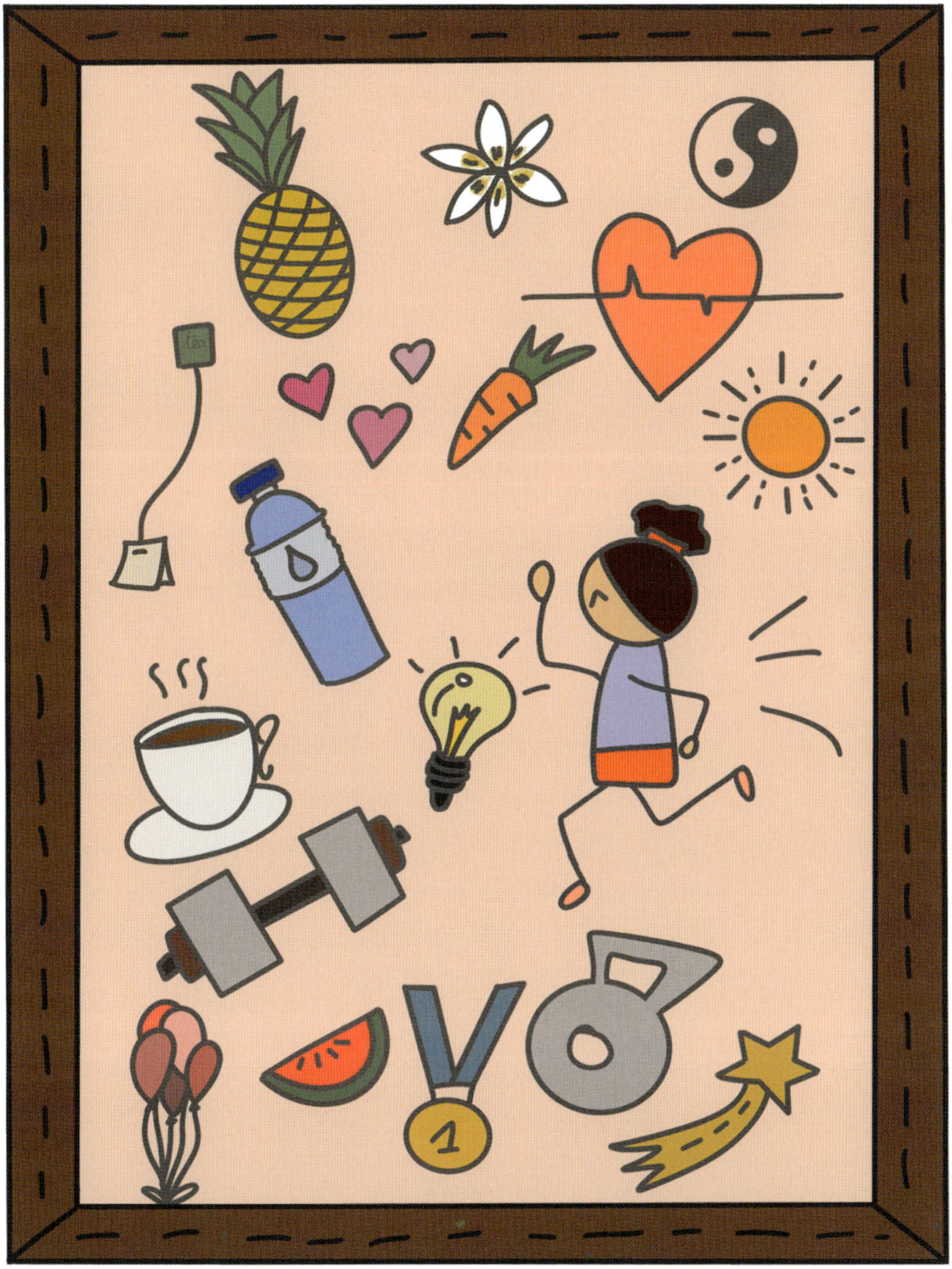

an un Bullet Journal. C'est un agenda et journal que l'on réalise soi-même dans un cahier. Il permet de mieux s'organiser. Dans le mien, je note mes idées, tous mes rendez-vous, mes cours de sport, mes tâches à accomplir au mois, à la semaine et à la journée. Avant d'utiliser cet outil, j'avais toujours quinze cahiers pour noter les trucs à faire, les choses à ne pas oublier, les rendez-vous, les séances de sport… Un vrai casse-tête. Maintenant, tout est au même endroit et noté clairement. Je vous recommande vivement cet outil pour plus de productivité !

La méthode Kaizen ou « méthode des petits pas »

« Un voyage de mille lieues commence toujours par un premier pas »

– Lao Tseu

Lorsque je découpe mes objectifs en sous-tâches, j'applique la méthode Kaizen également nommée « méthode des petits pas ». Il s'agit de découper une grosse tâche difficile en plusieurs petites tâches faciles à réaliser. En procédant ainsi, vous évitez le découragement que l'on peut ressentir face à une tâche qui semble insurmontable.

Si votre objectif et d'apprendre à manger sainement, ne changez pas toutes vos habitudes du jour au lendemain. *« À partir de lundi, je ne mange plus de fast-food, je ne bois plus de sodas, adieu les gâteaux et les bonbons. »* Vous allez tenir trois jours.

Essayez plutôt de découper votre objectif en petites actions réalisables sans trop de contraintes : « Semaine 1, je diminue le sel. Semaine 2 :

je mange 3 fruits par jour. Semaine 3 : je mange une seule fois au fast-food. Semaine 4 : je mange des légumes midi et soir » et ainsi de suite… Immédiatement, l'objectif semble facilement atteignable et donc beaucoup plus motivant.

La loi de l'attraction : on y croit ou pas ?

J'ai lu quelques ouvrages sur la loi de l'attraction et lorsque j'en parle autour de moi, on me rétorque que cela ne marche pas ! La plupart des gens imaginent une façon un peu magique d'attirer les choses à soi. Certains d'entre vous l'ont peut-être testée sans résultat. La promesse ? Dès que je pense à quelque chose, je crée ma réalité. Peut-être êtes-vous sceptiques par rapport à cette idée.

Réalisons ensemble l'exercice suivant. Je prends une feuille de papier et j'écris dix fois dessus *« Je veux avoir le corps de Gisèle Bündchen »*. Je relis ce papier tous les matins. Et bien dans 1 mois… J'aurai toujours le même corps. Toutes mes désoles. Ce n'est pas du tout le mode de fonctionnement de la loi de l'attraction !

Je crois très fortement en cette loi. Je l'ai expérimentée pour avoir le job de mes rêves et elle fonctionne. Encore faut-il savoir comment.

Le principe de base est simple : tout est énergie et les énergies similaires s'attirent. Je reprends ici une citation d'Albert Einstein : *« Tout dans la vie n'est qu'énergies et vibrations. »* Tout ce que vous pensez et ce que vous dites a pour résultat d'attirer une conséquence équivalente. Vous êtes dans l'eau, à la piscine. Vous décidez de marcher en cercle. (Ne me demandez pas pourquoi !) Il se crée un courant autour de vous et l'eau va dans le même sans que vous. La vie fait de même et met en place un courant qui va dans le sens de vos pensées. La loi de l'attraction, c'est un état d'esprit positif qui fait que l'on attire à soi du positif.

Mais cela peut s'expliquer de manière cartésienne. Selon moi, il n'y a rien de magique dans la loi de l'attraction. Nos pensées entraînent nos actions. Et nos pensées sont des énergies, des ondes cérébrales qui entraînent des actions. Le cerveau fonctionne comme une radio. Il émet et reçoit ces ondes. Une expérience menée par la *Chaire Fondation Defitech* à l'École polytechnique fédérale de Lausanne en 2015 a permis à 9 personnes tétraplégiques de commander un robot par leurs ondes cérébrales uniquement ! Pas de boutons, pas de câble, tout se passe par la pensée ! Vous réalisez la puissance de cette énergie ?!

L'intégralité de ce que vous expérimentez est le fruit de ce que vous avez attiré à vous ! Ce n'est pas évident de prendre conscience que l'on a une part de responsabilité dans tout ce qui nous arrive mais pourtant cette prise de conscience est essentielle pour avancer et atteindre nos objectifs.

Définissez votre objectif avec des termes précis et positifs

Nous avons vu précédemment comment définir votre objectif. Dans votre cahier, écrivez-le noir sur blanc. Vous devez être précis. N'utilisez aucun mot négatif et aucune formule conditionnelle. Parlez au présent comme si vous aviez déjà atteint votre objectif. *« Je cours le marathon de New-York »*, et non pas *« Cher petit papa Noël, pourrais-tu éventuellement m'apporter un dossard pour le marathon ? »*. En étant clair dans votre objectif, vous conditionnez votre cerveau, donc vos pensées et vos actions. Cela vous permet également de vivre l'objectif en pensées, comme s'il était déjà atteint. Vous renforcez votre foi en vos capacités.

Visualisez et ressentez l'épanouissement comme si vous aviez déjà atteint votre objectif.

Si vous allumez votre radio sur 107.3 pour écouter 87.8 vous allez avoir du mal à capter. La loi de l'attraction fonctionne de la même manière. Émettez des ondes positives et des choses positives s'enclenchent autour de vous. Pour cela, ressentez dès maintenant la manière dont vous vous sentirez une fois votre objectif atteint. Fermez les yeux. Imaginez-vous épanoui, heureux. Vous rencontrez le succès pour lequel vous avez travaillé. Gardez cette énergie positive. Investissez votre corps et ressentez cette énergie ! Vous êtes maintenant sur la bonne fréquence pour capter du positif ! Essayez de ressentir cela plusieurs fois par jour, de visualiser au maximum votre objectif, comme si vous l'aviez atteint.

La perception visuelle et la création d'images mentales (vision ou imagination) fonctionnent dans le cerveau sur le même mode. C'est une découverte que la neuro-imagerie a rendu possible en enregistrant l'activité cérébrale d'une personne en train de réaliser une tâche d'imagerie mentale et en la comparant avec l'activité cérébrale d'une personne en train de réaliser une tâche de perception visuelle.

En visualisant et ressentant les choses, nous dupons le cerveau pour atteindre plus facilement notre but.

Développer une passion pour votre objectif

Tombez amoureux de votre projet ! Quel est votre objectif en lisant ce livre ? Être bien dans votre peau ? Être bien dans votre vie ? Faire la paix avec l'alimentation ? Être épanoui ? Pratiquer l'alimentation intuitive ? Trouver votre équilibre ? Quel que soit votre but, soyez passionné par l'idée de l'atteindre. En développant une passion pour votre

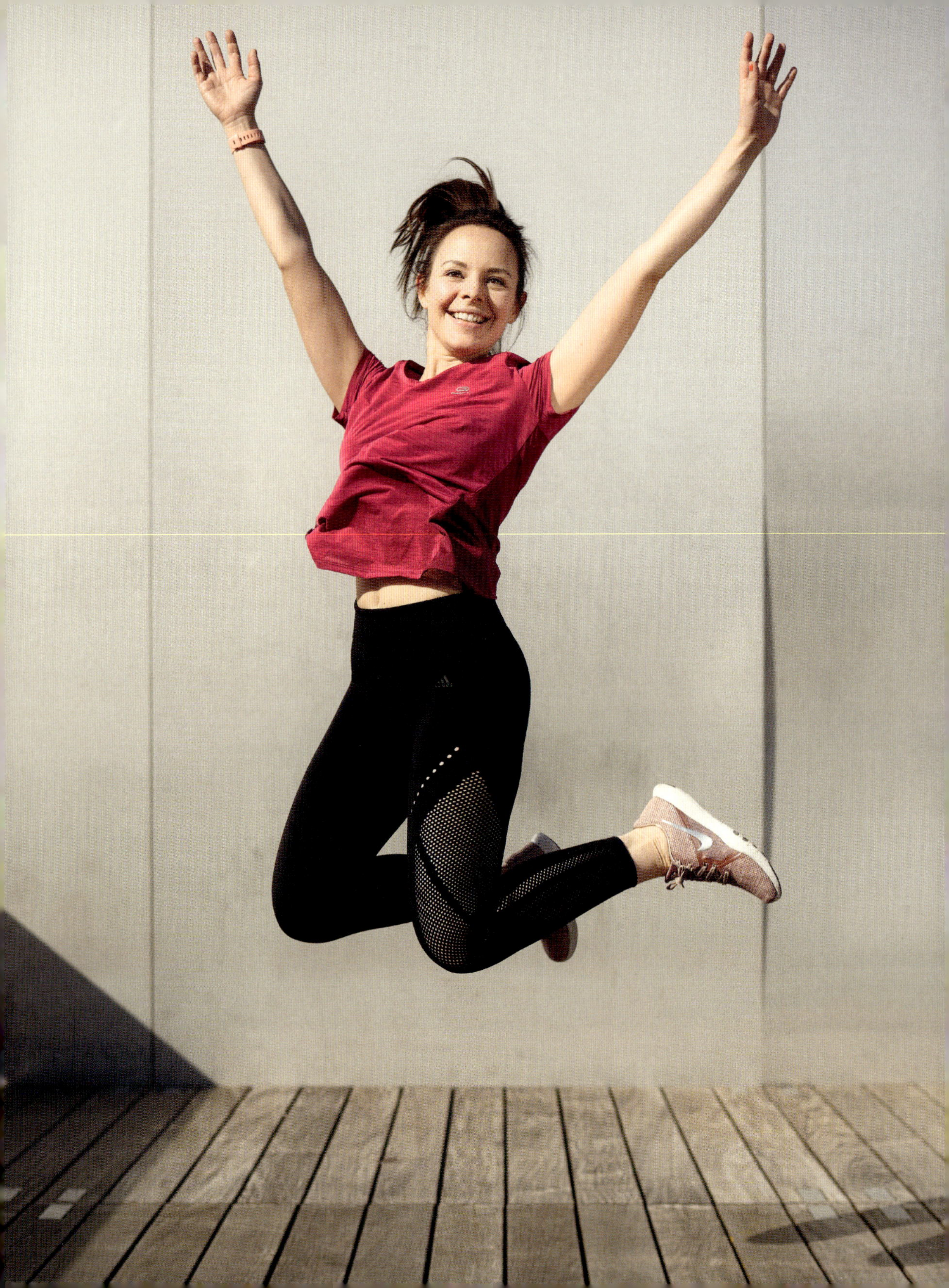

objectif, vous êtes dans cet alignement tant recherché : corps et âme. Vous dégagez une onde qui entraîne des actions qui elles-mêmes vous rapprochent de votre objectif. Plus vous êtes passionné et déterminé, plus vous mettez en œuvre les actes nécessaires pour atteindre votre but.

Attention, il ne s'agit pas de développer des pensées obsessionnelles en insistant sur le manque que vous rencontrez. Au contraire, développez votre confiance, en vous répétant que vous êtes capable, que vous allez y arriver, que vous avez déjà beaucoup et que vous aurez encore plus de succès.

Ayez de la gratitude pour ce que vous avez déjà

Nous l'avons vu, la gratitude est l'acte de reconnaître les bienfaits, de porter son attention sur tout ce que notre vie nous apporte de merveilleux. Au-delà du fait qu'elle rende votre vie plus positive, cette pratique permet d'attirer à soi de belles choses.

Titulaire d'un doctorat en psychologie de l'université de l'Illinois, le Dr Robert Emmons a mené une étude démontrant que la gratitude est l'un des rares éléments qui puisse apporter un changement mesurable dans la vie des gens.

Elle décuple le bien-être, qui lui-même accroît la créativité et donc l'attraction. Quand vous vivez une gratitude consciente et sincère pour ce que vous avez déjà, vous partagez une énergie positive qui va attirer encore plus de positif dans votre vie. On se sent mieux, notre corps nous répond en envoyant des endorphines, les hormones du bien-être. Nous sommes alors plus aptes à accepter les cadeaux de la vie.

Vous allez me dire que c'est facile à faire quand tout va bien. Pourtant, j'ai commencé à pratiquer la gratitude quotidiennement lorsque j'étais en burn-out. Je prenais tous les soirs quelques minutes pour lister les belles choses que la vie m'avait apportées dans la journée. Ces quelques instants de bien-être étaient une petite lumière dans le noir et me donnaient espoir.

Chaque jour, prenez le temps d'avoir de la reconnaissance pour ce que vous avez (un toit, un travail, des repas chauds, une famille aimante, des amies). Ainsi vous mettez un projecteur sur tout ce qui va bien. Et tout ira encore mieux dans votre vie !

Videz-vous la tête !

Lorsque votre tête est pleine de pensées, surtout si celles-ci concernent vos problèmes à régler ou vos soucis du quotidien, il y a peu de place pour trouver des solutions ! Pratiquez régulièrement la méditation. Steve Jobs, Oprah Winfrey, Clint Eastwood… Les gens qui rencontrent le succès la pratiquent quotidiennement ! Elle apporte la sérénité et la prise de recul nécessaires pour mieux atteindre votre objectif. Elle permet de faire le vide et de laisser plus de place aux idées créatives et positives. En pratiquant régulièrement, vous trouverez plus facilement des solutions à vos problèmes. Je vous invite à relire le chapitre sur la méditation.

Passez à l'action !

La visualisation, les paroles, les pensées et les émotions positives sont essentielles pour provoquer la loi de l'attraction. Il n'en reste pas moins que vous devez agir !

Passer à l'action implique souvent une dose de peur. C'est normal. On quitte son petit confort et ces habitudes quotidiennes qui nous rassurent. La peur fait partie du chemin. Si votre objectif ne vous fait pas peur, c'est que vous jouez trop petit. Votre succès est juste derrière la peur ! Celle-ci s'évanouit dès que nous sommes dans l'action.

Pour se bouger, il faut se poser quelques questions (oui, encore !).

Pourquoi je veux atteindre cet objectif ? Pourquoi je veux trouver un équilibre dans ma vie ? Passez au crible tous les domaines de votre vie et répondez sincèrement à cette question : Pourquoi c'est important pour ma santé (ma situation amoureuse / ma situation professionnelle / mon bien-être global) que je trouve un équilibre ?

Voulez-vous développer votre estime de vous-même, votre amour, votre fierté et devenir une source d'inspiration pour votre entourage ? Votre réponse est votre force pour agir.

Voici une deuxième question sur laquelle vous interroger : quel est le prix à payer si vous manquez cette opportunité ? Vous avez ce livre entre les mains, vous disposez d'outils efficaces pour changer votre vie. Qu'allez-vous en faire ?

Prenez le temps de vous projeter dans le futur en imaginant que vous n'avez pas mis en place les actions que vous souhaitez réaliser en lisant ce livre. À quoi ressemblerait votre vie ? Vous allez mesurer le coût de votre inaction. Cela va vous aider à trouver la force de bouger.

Prenez une décision ! Passez à l'action ! Les gens qui changent leur vie DÉCIDENT ! Faites le choix de faire passer votre vie à un autre niveau. L'action nourrit l'action. Plus vous allez faire des actions justes et alignées, mieux vous allez vous sentir et plus vous aurez envie de mettre en place des changements.

Deux clés essentielles à retenir sur la loi de l'attraction :

- **La loi de l'attraction est une loi vibratoire.** Elle m'apporte ce qui vibre à la même fréquence que moi. Si je suis chargée d'émotions positives, j'attire en réponse l'abondance à tous les niveaux. Si je suis branchée sur radio Manque, je ne capte pas radio Abondance. À vous de régler votre fréquence !

- **Nous récoltons les fruits de la loi de l'attraction par nos actions.** Il faut que l'action soit alignée avec nos envies profondes. Faites les choses pour vous et faites-vous confiance. Vous savez ce qui est bon pour vous. Agissez en fonction.

La routine healthy mais pas trop, pour avoir une vie canon.

1 session de sport / marche, yoga, running, étirements.

2 heures sans téléphone /Profitez-en pour lire, écrire et passer du temps avec vous !

3 minutes par jour pour avoir de la gratitude.

4 repas / En pleine conscience et sans restriction ! Oui, je compte le goûter.

5 minutes de rire / Ou plus hein !

6 verres par jour / Ai-je besoin de préciser que c'est de l'eau ou de la tisane ?

7 minutes de méditation / Pour faire le vide et accueillir le positif.

8 heures de sommeil / Bonne nuit les petits.

9 000 pas / Normalement c'est 10 000, mais ça n'allait pas dans le tableau.

À garder en tête !

- Définissez votre objectif de manière précise et ancrée dans la réalité.
- Passez à l'action. Écrire « *Je veux le corps de Beyonce* » sur un papier ne suffira pas.
- Allez-y petit à petit. Rome ne s'est pas construite en un jour !
- La gratitude est essentielle pour être instantanément heureux et attirer à soi encore plus de bonheur.
- Si vous êtes convaincu que vous en êtes capable, vous avez déjà fait la moitié du chemin.

Conclusion

Haut les cœurs ! Voici la maxime qui a bercé mon enfance. Ma maman ne cesse de le répéter. Soyons courageux ! Avançons avec entrain !

J'espère que cet ouvrage vous apportera les outils nécessaires pour faire la paix avec la nourriture, (ré)apprendre à aimer le sport et trouver votre équilibre de vie. On a bien compris que les régimes express, les restrictions en tous genres et le sport à outrance ne mènent à rien. Apprenez à vous aimer avant tout et à vous écouter. Vous êtes votre meilleur guide.

Je souhaite que ce livre vous donne l'envie de développer votre capacité à être heureux. L'art de s'aimer, mieux vivre, mieux se connaître, mieux utiliser ses talents cachés, en un mot, s'épanouir, prend du temps.

Soyez patients et donnez-vous la chance de vivre une vie réjouissante.

Remerciements

Je remercie Emmanuel, mon éditeur, qui m'a fait confiance et m'a donné la chance de réaliser ce merveilleux projet. Et merci à sa formidable équipe pour son enthousiasme et les heures passées à travailler sur ce livre.

Un immense merci à mes lecteurs et abonnés, qui grâce à leur soutien et à leur confiance, me permettent de faire chaque jour un métier passionnant.

Merci à ma maman, qui m'a encouragée et soutenue avec bienveillance pendant l'écriture de cet ouvrage (et depuis toujours en réalité !).

Merci à « mon amie Noémie » de m'avoir fait découvrir le développement personnel et d'avoir donné un nouveau tournant à ma vie.

Merci à J.C pour sa bravoure quand il s'agissait de goûter mes nouvelles recettes et pour son soutien pendant cette aventure.

Dernier remerciement, et non des moindres, pour mon papa. Je suis certaine que de là-haut, tu es très fier de moi.

IMPRIM'VERT®

Impression et brochage SEPEC - France

Numéro d'impression : 19387190309 - Dépôt légal : mars 2019

PEFC™ 10-31-1470 / Certifié PEFC / Ce produit est issu de forêts gérées durablement et de sources contrôlées. / pefc-france.org